保健学講座

# 疫学／保健統計

4

# ▶「保健学講座」の監修にあたって

　この度，メヂカルフレンド社の「保健学講座」の教科書シリーズが刷新されました。これは2022（令和4）年度から適用される，保健師助産師看護師学校養成所指定規則の改正を踏まえたもので，本シリーズは新しい指定規則に示された保健師に求められる実践能力と卒業時の到達目標に対応した教科書です。

　保健師は，看護職としてこれまでも，①個人や家族を支援する対人支援能力，②その集合体である地域やグループの健康課題を把握し，その関連要因を整理・分析して対処する能力，③地域に必要な対策が公正に継続的に行われるよう事業化・施策化・システム化する能力を活用しながら，人々の健康を守ってきました。

　一方で，少子高齢化に伴って家族や地域社会の在り方が急速に変化する中で，災害が激甚化し，新型コロナウイルス感染症（COVID-19）のような新しい感染症がまん延するなど，保健師には従来の業務に加えて健康危機管理も強く求められるようになり，一層の力量が必要となりました。

　本シリーズの監修にあたっては，これからの保健師に求められる力量が養えるようにしたいと考え，次の点を強化しました。

- ● 新しい健康課題を的確に把握し，適切に対処していけるように，実態をデータ化し，分析と統合によって傾向をつかみ，対処方針を定める力（実践研究の力）
- ● 一つ一つの支援方法を理論化・普遍化して，次に活用できるようにする力（実践力の向上）
- ● 実施したことを評価・検証し，次の一歩に活かす力（実践を評価する力）

　保健師の活動は，時代や場所によって変化するため，技術の標準化を図りにくいという悩みがありますが，方法論や能力の標準化，理論化及び技術の可視化については，努力を継続していくことが重要であると考え，本シリーズでは積極的に取り入れました。

　保健師ならではの活動は「個々人の健康課題に対処する中で，集団や社会の健康課題を見出し，事業化・施策化して予防的に対処する」「事業化・施策化した事業や法律・制度等を活用して，個々人及び集団の健康状態を改善に導く」ことです。つまり，個人への支援と集団・組織への支援の双方を組み合わせながら，健康な社会づくりに向けて歩を進めるのが保健師の専門性であり，醍醐味だと思います。このような保健師活動の意味や方法を理解し，行動する力が，本シリーズをとおして身につくことを願っています。

2021（令和3）年12月

「保健学講座」シリーズ監修　村嶋幸代，岸恵美子

# はじめに

　「現場の保健師活動に即して，楽しみながら学べる『疫学／保健統計』の教科書を作ろう！」というコンセプトのもと，編者・執筆者一同，この教科書づくりに取り組みました。

　保健師活動の現場では，根拠に基づく公衆衛生活動が重視されるようになり，数量的な分析による計画づくりや活動の評価が常に求められる時代になりました。そこで，そのための基礎知識を身につけてもらえるように，大学時代に同級生だったアユミとススムに登場してもらい，市町村や保健所の現場で，疫学／保健統計の知識が必要になる場面に即しながら，どのように課題解決をしていけばよいかを考えていく構成にしました。普通の教科書とは違い，課題に対応して，学習項目が少しずつでてくる形となっています。まずはシンプルな話から，徐々に深い話へと理解を進めてもらえればと思います。

　さらに，疫学／保健統計は，保健師などの国家試験に向けての勉強でも苦労する単元です。アユミとススムの物語を楽しみながらも，国家試験で必要となる知識が網羅されるように構成を工夫しました。

　ちょっとおっちょこちょいなススムと，しっかりもののアユミ。この2人と一緒に，保健現場で求められる課題をクリアしていってください。

　なるべくわかりやすい教科書づくりを心がけながら執筆してきましたが，今までにない，チャレンジングな教科書でもあり，読んでいて不思議に思うことや，わかりにくい点もあるかもしれません。お気づきのことがありましたら，生の声をお寄せいただければ，今後，それを活かしながらより良いものにしていきたいと思います。

　最後に，メヂカルフレンド社編集部の皆さまには，親しみやすいイラストや見やすいレイアウトから始まり，具体的な記載表現などについても詳しく確認していただき，本当にありがとうございました。編集部と，編者・執筆者とキャッチボールをしながら，このような教科書を世に出すことができ，とてもうれしく思います。

　この教科書によって，疫学／保健統計を現場のなかで活かしていく人が続々と増えていくことを祈っています。

2021（令和3）年12月
編者を代表して　尾島俊之

# ▶執筆者一覧

**シリーズ監修**

村嶋幸代　　　大分県立看護科学大学理事長・学長
岸恵美子　　　東邦大学看護学部長，同大学院研究科長

**編集**

尾島俊之　　　浜松医科大学教授
村山洋史　　　東京都健康長寿医療センター研究所研究副部長

**編集協力**

伊藤ゆり　　　大阪医科薬科大学研究支援センター准教授
菊池宏幸　　　東京医科大学講師

**執筆者（執筆順）**

菊池宏幸　　　東京医科大学講師
尾島俊之　　　浜松医科大学教授
原岡智子　　　松本看護大学教授
片岡葵　　　　大阪医科薬科大学研究支援センター／東京医科大学
清原康介　　　大妻女子大学准教授
堀芽久美　　　静岡県立大学准教授
柿崎真沙子　　名古屋市立大学特任講師
福井敬祐　　　広島大学准教授
細川陸也　　　京都大学大学院講師
伊藤ゆり　　　大阪医科薬科大学研究支援センター准教授
村山洋史　　　東京都健康長寿医療センター研究所研究副部長
町田征己　　　東京医科大学講師／東京医科大学病院講師

# Contents

## ▶ 登場人物紹介

医友保健大学で同級生だったアユミとススムは無事に保健師国家試験に合格。ススムは江木楽町に，アユミは県に就職してその町を管轄する東桂保健所の配属になった。

江木楽町の人口は 13000 人程度で，高齢者割合はやや高い。江木楽町の健康問題について，2 人で協力しながら挑んでゆく。

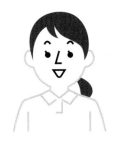

### ▶ アユミ

東桂保健所の保健師 1 年目で，江木楽町の市町村支援を担当している。世話焼きタイプでしっかりもの。

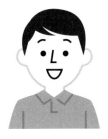

### ▶ ススム

江木楽町の保健師 1 年目で，健康増進計画・地域診断などを担当している。少し頼りないところがある。

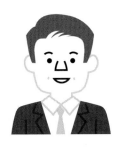

### ▶ 課長

ススムの上司（事務職）。楽観主義で疫学については素人。

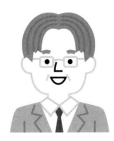

### ▶ 須能教授

医友保健大学公衆衛生学の教授で健康増進計画策定委員。

# � 第 1 章

## 地域診断の基本統計

# 江木楽町　アユミとススムの保健統計

江木楽町では新しい町長が就任し総合計画を刷新することになり，ススムは保健分野の地域診断などを担当することになった。一方で，アユミは東桂保健所のなかで，江木楽町の市町村支援担当となった。総合計画策定のために，分析の方針を決めて，江木楽町と東桂保健所がもっている統計資料を集め始めた。

## アユミとススムの疑問①

ススム

江木楽町民の健康度を知る統計資料かぁ。何があるかな？ 出生・死亡は届け出されているから，その集計はあるけど，これが多いのか少ないのかがわからないなぁ。

そういえば保健所で，管内の市町村の死亡率を比べたグラフを見たことがある。ほら，コレ。

アユミ

ススム

へぇ。どこで調べたデータだろう。

えーっと，出典が「人口動態統計」って書いてある。保健所業務の一つだね。そういえば「各市町村から送られる死亡票をもとに，ICD（死因分類）別に集計される」って担当者が言ってたよ。それで管内の健康度を分析するみたい。

アユミ

ススム

なるほど。死因別の死亡数を，ほかの市町村と比べることで，比較的多い死因と少ない死因がわかるね。これなら江木楽町の課題が見つけられるかも。

この人口動態統計って各保健所から県庁，さらに国に報告されるらしくて，県や国全体としても集計されているの。県や国の平均と比較することもできそうだよ。

アユミ

ススム

よし，人口動態統計を詳しく調べてみよう。

# ▶ 1 地域の統計とその種類

　保健師は，担当する地域について地域診断を行う際，人口，高齢者割合，有病者割合（疾病を有する者の割合）などの人口や健康に関する様々な基礎データを得る。これらの統計調査から浮かび上がる情報と，個別支援や各事業等を通じて得られる情報とを組み合わせて，地域住民の健康度をアセスメントし，対策を立案・実施・評価する地域診断を行う。

　まず，保健師にとって重要な統計として，地域住民の年齢や世帯の構成割合，出生・死亡など人口に関する調査（人口統計），患者の数・割合，障害の有無などの保健医療に関する調査や，生活時間，生活習慣，栄養状態などに関する調査などがある（第6章「全国と地域の状況」参照）。

# ▶ 2 人口静態統計と人口動態統計

　人口統計は，主に**人口静態統計**と，**人口動態統計**がある。ここで「静態」とは，「ある一時点」という意味で，その時点での人口規模や構成を調べる。一方「動態」とは，「（一定期間内における）人口の変動」を意味し，「出生」「死亡」など，人口の変動が起こる事象について調べる。

## Ａ ▷ 人口静態統計の基本と動向

　人口静態統計は，ある一時点の人口について知る調査であり，5年に一度総務省が実施する**国勢調査**がそれにあたる。この調査で，わが国の人口，その構成割合などを把握する。なお，国勢調査は5年ごとに各調査年の10月1日時点で日本に住むすべての人を対象としているため，全数（悉皆）調査※である。

*＊**全数（悉皆）調査**
対象となるものすべてを調べる調査。*

## 1. 日本の総人口

　2022（令和4）年の日本の総人口は1億2494万7000人であり，2008（平成20）年をピークに減少し，今後も減少し続けることが予想されている（図1-1）。

## 2. 日本の年代別人口

　行政が行う保健事業は，母子保健，成人保健，高齢者保健など，年代別に施策化されている。管轄地域は，高齢者が多い地域か，それとも若者が多い地域なの

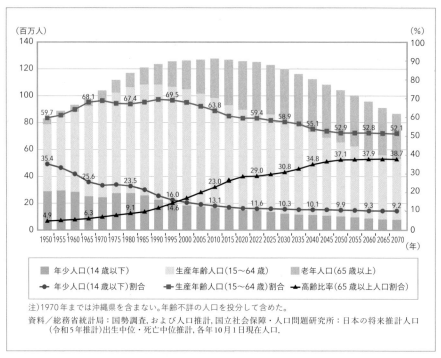

**図1-1　日本の総人口および年齢別人口の推移**

か，各年代層の割合を知ることは，事業を進めるうえでの基礎知識となる。

　日本全体の人口割合は，年齢により3つの区分にしてみると，おおよその姿がわかる。まず，養育や教育が必要な中学校修了までの人口を**年少人口**（0～14歳），主に働き手の世代の人口を**生産年齢人口**（15～64歳），高齢者の人口を**老年人口**（65歳以上）という。2022（令和4）年時点での各年代別人口割合は，年少人口が11.6%，生産年齢人口が59.4%，老年人口が29.0%であり，おおよそ1：5：2.5の比で表される（図1-2）。

　また，年齢構成の特徴を表す指標として人口指標がある。まず100人の働き手の世代が，ほかの世代をどのくらい養っているかを示す指標として，**年少人口指数**（年少人口÷生産年齢人口×100。2022年は19.5），**老年人口指数**（老年人口÷生産年齢人口×100。2022年は48.8），従属人口指数（［年少人口＋老年人口］÷生産年齢人口×100。2022年は68.4）がある。さらに高齢化の進行状況を把握するため，**老年化指数**（老年人口÷年少人口×100。2022年は249.9）がある（図1-2）。いずれの指標も少子高齢化の影響を受け，年少人口指数は減少し，それ以外はすべて上昇傾向である。また，性別年齢別人口構成を棒グラフで示したものを**人口ピラミッド**という。1980（昭和55）年と2020（令和2）年の2つの人口ピラミッドを比べると，その形状が，すそが広い形（富士山型）から，中央が膨らんだ形（つぼ型）に変化している。さらに，2070年には，逆三角形（星型）となる。これらの形状からも少子高齢化の影響がみてとれる（図1-3）。

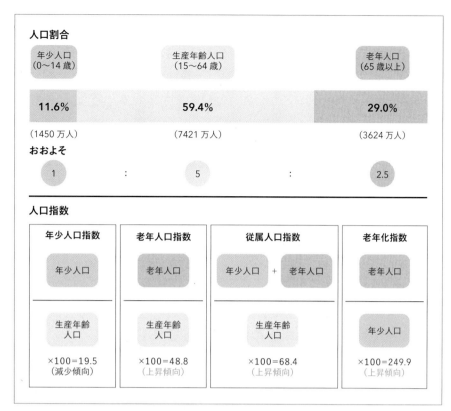

図1-2　日本の年齢別人口割合と人口指数

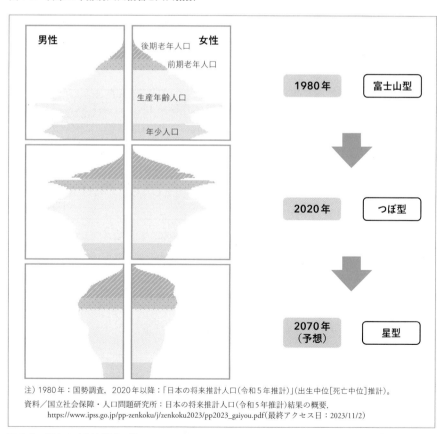

注）1980年：国勢調査，2020年以降：「日本の将来推計人口（令和5年推計）」（出生中位［死亡中位］推計）。
資料／国立社会保障・人口問題研究所：日本の将来推計人口（令和5年推計）結果の概要．
　　　https://www.ipss.go.jp/pp-zenkoku/j/zenkoku2023/pp2023_gaiyou.pdf（最終アクセス日：2023/11/2）

図1-3　日本の人口ピラミッド

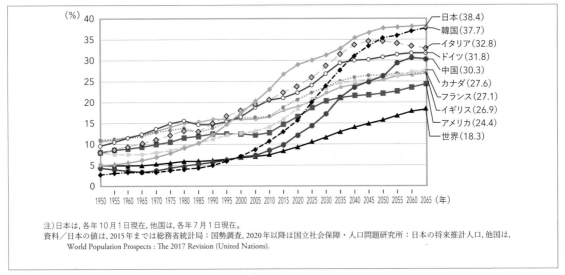

注）日本は，各年10月1日現在，他国は，各年7月1日現在。
資料／日本の値は，2015年までは総務省統計局：国勢調査，2020年以降は国立社会保障・人口問題研究所：日本の将来推計人口，他国は，
World Population Prospects : The 2017 Revision (United Nations).

図1-4　高齢化率の国際比較

## 3. 日本と世界の高齢化の比較

　世界をみると，先進諸国でも高齢化が進んでおり，またそれ以外の国でも，今後，高齢化の進展が見込まれている。一方，日本は老年人口割合（高齢化率），老年人口指数，老年化指数は世界トップであり，最も高齢化した国といえる（図1-4）。

### アユミとススムの疑問②

アユミ

江木楽町の市民の健康を考えるうえで，まず気になるのが，「死亡」だよね。

ススム

そうだね。死因はやっぱり「がん」が多いのかな？ だとしたら，がん対策が最重要？

アユミ

今，多いか少ないかだけじゃなくて，増えているのか，それとも減っているのかも気になる。減っている病気より，増えている病気のほうが，課題なんじゃないかな？

## B ▷ 人口動態統計の基本と動向

　人口静態統計が「ある一時点」の人口を表すことに対し，人口動態統計は，「一定期間内に発生した人口（世帯）の変動」を表す。人口や世帯の数が変動するタ

イミングは，出生・死亡・死産・婚姻・離婚があった時である。人口動態統計では，これらの数を把握する目的で実施されている。

人口動態統計はどのように調査されているのか？まず，出生・死亡などがあった場合，市町村に届け出ることが法により義務付けられている。ある住民が死亡した場合，同居する家族は死亡届を7日以内に提出する。その際，いつ，どのような原因（死因）で亡くなったかが記載された死亡診断書を添える。市町村では，市民から日々届け出られた情報を取りまとめ，管轄する保健所に報告する。保健所はこれらの情報をさらに集計する。その情報は，都道府県・厚生労働省を経由して最終的に「**人口動態統計**」として取りまとめられるのである。

その過程で，市町村・保健所は，管轄する市民が，「いつ」「どのような疾患で」「どのくらい死亡したか」などの情報を得ることができる。保健師は，この情報を参考に，必要な保健政策を立案・実施することが求められる。本章では，主に死亡について解説し，出生・死産・婚姻・離婚については第4章で説明する。

## 1. 総死亡

2022（令和4）年の死亡者数は156万8961人である[1]。これは日本人の人口10万人当たりの死亡率にすると128.6であり，100人当たり約1人強が1年間で亡くなっているという計算になる。少子高齢化の影響で，総死亡数および死亡率（粗死亡率）は上昇傾向が続いている。一方，高齢化の影響を考慮して計算される**年齢調整死亡率**は減少傾向である（第3章「人口構成の違い」参照）。

## 2. 主要死因別の死亡

死因を知ることは，対策を考えるうえで重要である。図1-5からわかるように，現在，わが国で最も死亡者数が多い疾患は悪性新生物（がん）であり，その割合は24.6%である。おおよそ国民の4人に1人以上が悪性新生物（がん）により死

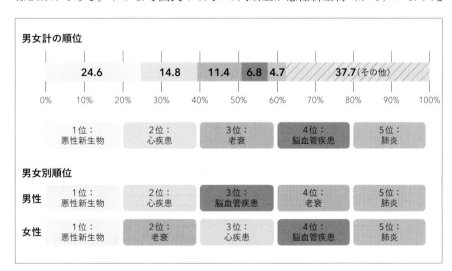

図1-5　2022年の日本人の主要な死因（上位5つ）

亡しており，現在わが国での最重要課題である。また2位以下は，心疾患（14.8%）・老衰（11.4%）・脳血管疾患（6.8%）・肺炎（4.7%）と続いている。

さらに，過去から現在に至る死因の変化をみているのが図1-6である。これを見ると，戦後すぐは結核・感染症が上位を占めていたが，現在では，下位となっている。これは上下水道の整備等衛生状態の改善が大きく影響している。また1965（昭和40）年前後は脳血管疾患が1位であったが，現在は減少している。これは，減塩運動などの1次予防，健康診断等による高血圧の早期発見・治療等による2次予防などによる，循環器病予防対策が効果的であったと考えられている。

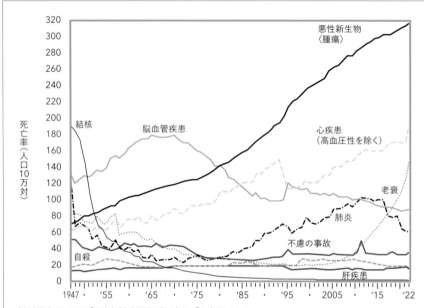

(注1)平成6年までの「心疾患（高血圧性を除く）」は，「心疾患」である。
(注2)平成6・7年の「心疾患（高血圧性を除く）」の低下は，死亡診断書（死体検案書）（平成7年1月施行）において「死亡の原因欄には，疾患の終末期の状態としての心不全，呼吸不全等は書かないでください」という注意書きの施行前からの周知の影響によるものと考えられる。
(注3)平成7年の「脳血管疾患」の上昇の主な原因は，IDC-10（平成7年1月適用）による原死因選択ルールの明確化によるものと考えられる。
(注4)平成29年の「肺炎」の低下の主な要因は，IDC-10（2013年版）（平29年1月適用）による原死因選択ルールの明確化によるものと考えられる。

資料／厚生労働省：令和4年（2022）人口動態月報年計（概数）の概況.

図1-6　主な死因別にみた死亡率の年次推移

## アユミとススムの疑問③

アユミ

江木楽町でもがんが一番多いね。これまでのがん対策はどのようなことに取り組んできたんだろう？

ちょっとまって。がんっていっても，いろいろあるよね。胃がんとか肺がんとか。がんの種類によっても対策が変わるし，もっと細かくみていく必要があるんじゃない？

ススム

アユミ

あと，この年度別の死亡率の推移が，1994年くらいに脳血管疾患が急増して，逆に心疾患が急減しているのって変じゃない？　心疾患の画期的な治療法でも開発されたの？

でも，それじゃ脳血管疾患が急増しているのは説明つかないよ。あっ！　その年に町にすっごくショックなことがあって，急に脳血管疾患で死亡した人が増えたとか？

ススム

アユミ

そんなわけないでしょ！

# ▶3　疾病・障害の定義と分類

　死亡や死因に関する統計をまとめる元となる情報は，医師の作成する「死亡診断書」である。この死亡診断書に死因に関する情報が含まれており，それらは**国際疾病分類（ICD）**に沿って記載される。ICDとは，世界保健機関（WHO）が作成した疾病の分類であり，異なる国や地域で主要な死因を比較できるように，国際的に統一された分類である。このICDは数年ごとに改定される。1990年に採択された第10版国際疾病分類（ICD-10）が，1995（平成7）年に日本が適用された。死因を集計する定義が変わったため，この年，死因の集計結果が見かけ上大きく変化した。また，2018年，30年ぶりに新たな国際疾病分類がICD-11として採択され，今後わが国でもこれに基づき死因が集計される予定である。

## COLUMN　▶　1994年の死因統計のルール改正とその影響

　1994（平成6）年頃から心疾患の割合が減少した理由として，ICD-10の適用のほかにもう一つある。それは，それまで原因がよくわからない疾患により死亡した場合，よく「心不全」と記載されていた。しかし，そのような記載をしないよう国が指導したため，医師が「心不全」と書かなくなったことが影響している。統計の数字は，計上する定義が変わることの影響を受けることに留意する。

## アユミとススムの疑問④

アユミ

人口動態統計のデータを見ていると，悪性新生物，脳血管疾患，心疾患の死亡が多いよね。特に高齢者で多いみたい。

だとすると，人口動態統計を見て比較するということは，江木楽町と他の町の「高齢者」とを比較しているってこと？

ススム

アユミ

うーん，でも人口動態統計には，高齢者以外の死亡も含まれるはずだよね。だから，必ずしも「高齢者だけ」の比較ではないよ。

「江木楽町の高齢者」の健康課題について知りたいときは，どうしたらいいんだろう？

ススム

アユミ

そういえば疫学の授業で，まず「どの集団について知りたいか」を定義するって習った！「江木楽町に住む高齢者」という集団について知りたければ，人口動態統計で「高齢者の死亡」だけを比べればいいんじゃない？

そうか，もし「若者」の健康課題なら，「若者」だけのデータを比べるということだね。

ススム

# ▌▶ 4 疫学の定義

## A ▷ 疫学とは

＊ The study of the distribution and determinants of health-related states or events in specified populations and the application of this study to control of health problems

　臨床現場で勤務する看護師は，主に担当する患者について考える一方，地域（保健所・市町村保健センターなど）で働く保健師は，管轄する地域の地域診断などを通じて，住民個人のみならず住民全体の健康度の改善が求められる。この住民全体の健康度について取り扱う学問が疫学である。疫学とは「①特定の集団における，②健康に関連する事象，状態や過程の，③発生・分布や規定因子を研究し，④健康問題の制御に応用する学問」＊と定義される[2]。

### ❶「特定の集団における」

　臨床医学・臨床看護学の分野では，主に患者個人を対象として，その患者の症状，検査値，主訴などに基づいて診断・アセスメントし，適切なケアを提供することに主眼が置かれる。一方，疫学は，個人ではなく，人の集団を取り扱い，集団全体の健康度を改善するための対策について考える学問分野である。

　さて皆さんは，「人の集団」と聞いて，どの集団を思い浮かべるだろうか？　たとえば，所属するクラス，アルバイト先の人々，日本国民全体など，様々な集団が考えられるだろう。一つの町にも様々な属性をもつ集団が存在する。それぞれの集団では，主な健康問題が異なるかもしれない。たとえば，認知症という健康問題を考えたとき，若者に比べ高齢者でより主要な問題である。疫学は，まず「これからどの集団について考えるか」を決めることから始まる。

### ❷「健康に関連する事象，状態や過程」

　疫学では，対象とする集団が決まったら，次に，その集団の「健康に関連する事象」について考える段階に移る。健康に関連する事象とは，疾病や死亡だけではなく，喫煙，飲酒，運動などの行動や，地域環境（大気汚染の有無や，安全性，歩きやすさ）など，健康の影響するあらゆる事象を対象とする。

### ❸「発生・分布や規定因子を研究」

◆**分布を研究する**　健康問題が，だれに（人），どこで（場所），どのくらいの速さ（時間）で広がっているのか，明らかにすることである（図1-7）。

　たとえば2020年の新型コロナウイルス感染症では，流行の初期，「若者」に「夜の飲食店」で「急速」に拡大したため，「夜の飲食店」で感染の連鎖が起きている可能性が報道された。このように，疾病が起きている現状を明らかにする（「記述する」という）過程を，**記述疫学**とよぶ。

◆**規定要因を研究する**　その分布を生み出す原因（因子）を明らかにすることである。たとえば，肺がんの要因を明らかにしたいとする。肺がんに罹った人と罹っていない人を比べると昔からたばこを吸う人に肺がんが多いことがわかるかもしれない。このことは，肺がんの要因に「たばこ」が考えられることを意味する。

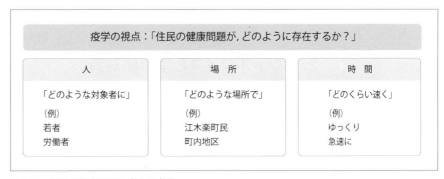

図1-7　**集団の健康問題を考える疫学**

たばこを吸う人がどのくらい肺がんに罹りやすいのか，相対危険などの疫学指標を用いて明らかにする過程を**分析疫学**という。

では「江木楽町」を例に考えてみよう。記述疫学の段階で，まず思いつくのは「町民の命を奪う病気（死因）で最も多いものは何だろうか？」という点だろう。江木楽町に関するこれらの情報は，人口動態統計として，江木楽町を管轄する「東桂保健所」がまとめている。全国や県の平均と比較することで，江木楽町の「集団の健康度」を知ることができる。さらに，死因は江木楽町民のなかでも「だれに」多いのだろうか？「地区」によってどう異なるのか？ などを探索していく。

### ❹「健康問題の制御に応用」

最終的に疫学は「健康問題の制御」を目的とする。これまでの過程で，「ある集団において，ある病気がどのような対象で，どの程度発生している。また，その病気の主な要因は○○である」ことを明らかにしてきた。この要因に対し，具体的な対策を行うことで，集団全体の健康問題を小さくしたり，なくしたりすることを目指すことが，疫学の最終目標である。

## B ▷ 疫学を用いた保健対策が奏功した過去の例

## 1. ジョン・スノウとコレラ対策

1800年代にイギリス・ロンドンで発生したコレラを制御した功績から「疫学の父」とよばれるイギリス人医師が，ジョン・スノウ（Snow. J.）である。

1850年代，ロンドンではコレラが何度も流行し，そのたびに多数の市民がその犠牲となっていた。1883年，ロベルト・コッホ（Robert. R.）によりコレラ菌が発見されるまで，コレラは「ミアズマ（瘴気）」とよばれる「空気」によって広がるという説が信じられていた。しかし，この説に不信感を抱いていたスノウは，1856年のコレラ流行時，どこに住む住民がコレラに感染したのか，1軒1軒回って，地図に書き込んでいった。その結果，コレラ感染者は，特定の井戸を使っている住民に多いことを突き止めた。この地図とデータは，ロンドン市の水道当局を説得する材料となり，井戸の使用を止めることに成功した。その結果，この地域でコレラの流行は収まったのである（図1-8）。

## 2. ゼンメルワイスと産褥熱対策

1850年代，感染制御のための「手洗い」の有効性を確立した功績から，「手指衛生の父」とよばれるのが，ハンガリー人の医師イグナーツ・ゼンメルワイス（Semmelweis. I.）である。この頃，産院でお産を行い始めていた時代であった。しかし，出産中の感染症（産褥熱）で死亡する妊婦が後を絶たなかった。

ウィーン大学で働いていたゼンメルワイスは，産褥熱の死亡率が病棟ごとにど

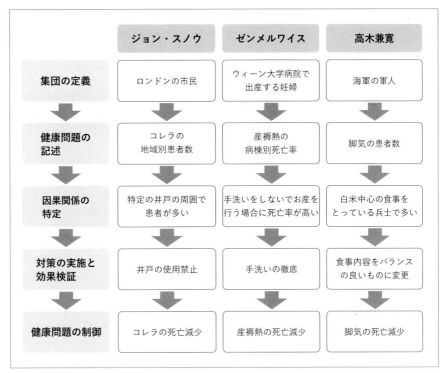

| | ジョン・スノウ | ゼンメルワイス | 高木兼寛 |
|---|---|---|---|
| **集団の定義** | ロンドンの市民 | ウィーン大学病院で出産する妊婦 | 海軍の軍人 |
| **健康問題の記述** | コレラの地域別患者数 | 産褥熱の病棟別死亡率 | 脚気の患者数 |
| **因果関係の特定** | 特定の井戸の周囲で患者が多い | 手洗いをしないでお産を行う場合に死亡率が高い | 白米中心の食事をとっている兵士で多い |
| **対策の実施と効果検証** | 井戸の使用禁止 | 手洗いの徹底 | 食事内容をバランスの良いものに変更 |
| **健康問題の制御** | コレラの死亡減少 | 産褥熱の死亡減少 | 脚気の死亡減少 |

図1-8　疫学により対策が奏功した過去の事例

のように違うのか調べ，その結果，特定の病棟で産褥熱による死亡率が高いことに気づく。その理由を考えたところ，その病棟の医師は産科の処置前に死体の解剖を行うことがあり，解剖の後，手を洗わずに産科手術を行っていた。ゼンメルワイスは，解剖するときに手に何か悪いものが付着し，それが，妊婦の体内に運ばれるのでは，と考えた。そこで，すべての医師に産科の処置前に必ず手洗いを行うよう提案した。しかし，当時は手洗いをしてから患者を触るのは失礼な行為ととらえられていたため，ゼンメルワイスが存命中，この提案は受け入れられなかった。しかし，ゼンメルワイスの教え子がこの業績をヨーロッパ中に広め，産褥熱は感染症であり，手洗いを行うことで防げるという方法を確立した（図1-8）。

## 3. 高木兼寛と脚気対策

　わが国での有名な事例として，高木兼寛による脚気対策がある。海軍軍医であった高木は，海軍での脚気に悩まされていた。当時，脚気の原因は解明されておらず，当時は結核と並んで2大国民病とよばれるほどであった。高木は，階級が下の兵士で脚気が多いことに気づく。さらに，兵士には「白米」中心の食事が提供されており，食事のバランスの偏りが脚気に影響するのではと考えた。そこで高木は2隻の軍艦で，従来からの食事と栄養バランスを考えた食事を提供する実験を行い，後者では脚気の発生が抑えられた。この結果により，兵士の食事を副食を含むバランスの良い食事に変更させ，海軍の脚気が減少したのである（図1-8）。

## "章のまとめ"

**アユミ**
保健所は，人口動態統計を通じて，管轄地域の住民の主な死因を知ることができるんだね。

**ススム**
それを市町村別に比較することで，必要な保健対策を考えるヒントを得られるね。

**アユミ**
正しく比較するためには，疾患の分類の国際的な定義が必要。これがICDだったね。

**ススム**
そうだね。さらに，住民全体だけじゃなくて，そのなかに含まれる様々な集団が考えられるね。たとえば「高齢者」とか。

**アユミ**
住民全体と高齢者では，罹りやすい疾患も，その頻度も異なるかもね。ここまでが「記述統計」。市町村ごとの健康課題が浮かび上がったら，次は，なぜこういう現状なのか，その原因は何か，について探る。この要因を探る段階が「分析疫学」だね。

**ススム**
保健所が人口動態統計をまとめるのは，単なる作業ではなく，その地域の健康度を知るための記述疫学として行っているんだね。

### 引用文献

1） 厚生労働省：令和4（2022）年人口動態統計月報年計（概数）の概況.
2） John ML, et al.：A Dictionary of Epidemiology, 4th edition, Oxford University Press, New York, 2001.

## 第 2 章

## 地域診断の分析

## 江木楽町　アユミとススムの保健統計

地域診断を深めるために，統計資料をさらに集めて，指標を計算することになった。
また，計画策定のために，住民の生の声なども集めることになった。

### アユミとススムの疑問①

ススム

「江木楽町には，ケンシンの数字がたくさんあるから分析して」って課長から言われたんだけど，夏になると高くなって，お財布が苦しいよね。

それは，電気の検針！

アユミ

ススム

そうでした。でも，健診データというと，血液検査に，問診…。項目が山のようにあって，どこから手を付けて良いか…。

確かに，悩んでしまうね。高血圧とか，糖尿病とか，大事そうな病気に関係する項目から分析を始めたらいいんじゃないかな。

アユミ

# ▶1 割合と率

## Ａ ≫ 有病率

　地域診断として，高血圧や糖尿病などの病気の人が多いかどうかをみたい場合には，病気をもっている人の割合，すなわち**有病率**[*]を計算する。たとえば，町内のある地区の健診受診者100人のうち，高血圧の人が30人であれば，

$$有病率 = \frac{30人}{100人} \times 100 = 30\%$$

と計算して，高血圧の有病率は30%となる。
　つまり，有病率は次のように計算できる。

$$有病率 = \frac{該当する人数}{調査した人数}$$

[*] **有病率**
prevalence または prevalence rate

病気が多いかどうかを知りたいのであれば，病気の人の数を数えればよいようにも思うが，ただ，高血圧が30人といわれても，100人のうち30人が高血圧なのか，1000人のうち30人が高血圧なのかでは大違いであり，割り算が必要となる。

言葉に違和感があるが，たばこを吸っている人の割合や，定期的に運動している割合なども疫学では有病率に含める。たとえば，住民200人にアンケート調査をしたところ，40人がたばこを吸っていたら，

40÷200＝0.2，つまり，100人当たり20人の割合なので喫煙の有病率は20%となる。

ただし，行政資料や住民に説明する場合などは，有病率という言い方ではなく，「喫煙者の割合」などと表現したほうがよいであろう。

# B ▷ 罹患率

## 1. 罹患率

＊罹患率

incidence または inci-dence rate（医療安全では，事故をアクシデント，その手前のものをインシデントというが，疫学では，事故や病気など，出来事の発生は何でもインシデント）。

高齢者3000人を調べ，1年間に30人が骨折した場合，骨折の**罹患率**＊は，

$$罹患率 = \frac{30人}{3000人 \times 1年}$$

となる。1000人当たりの比率を示す場合は，

$$\frac{30人}{3000人 \times 1年} \times 1000 = 10$$

で，1年間に人口1000対＊10となる。

＊人口1000対

1000人あたりの発生比率のこと。

---

COLUMN ▶ **人口にもいろいろ**

---

罹患率などを計算するときに，いつの時点の人口を使えばよいか悩んでしまう。原則は，調査した期間の真ん中の時点の人口がよい。しかし，厚生労働省の人口動態調査では，死亡については1月～12月の1年間を用い，人口は国勢調査が行われる10月1日現在の人口を用いている。ということで，あまり厳密に考えなくてもよいかもしれない。ほかの地域と比較をしたい場合には，同じ時点のデータを用いたほうがよいだろう。また，人口には，国勢調査の人口や住民基本台帳の人口，さらに外国人を含めた総人口や日本人だけの人口がある。人口動態統計による死亡者数などは，基本的に日本人についての集計であるため，死亡率を計算する町の人口は日本人人口を用いるのがよい。県や国，ほかの自治体と比較したい場合は，それらがどのようなデータを使っているかを調べて，同じようにするのがよいだろう。

---

2年間調べて，2倍の60人骨折した場合も，計算すると同じく，1年間に人口1000対10となる。

ということで，罹患率は，次の式で計算できる。

$$罹患率 = \frac{罹患した人数}{対象人口 \times 調査した期間}$$

なお，第1章で出てきた死亡率も，罹患率と同じ計算方法である。人口20万人の市で，1年間に脳卒中で死亡した人が200人だった場合，200人÷20万人×10万＝100と計算して，脳卒中の死亡率は，1年間に人口10万対100となる。

罹患率と有病率には一定の関係がある（Link）。

**罹患率と有病率の関係**
病気の状況がどんどん増えたり，逆に減ったりしておらず，おおむね一定の場合には，次の関係が成り立つ。
有病率 ＝ 罹患率 × 平均有病期間
Link

## C 累積罹患率

人口5000万人の国で，2年間で新型コロナウイルス感染症に500万人が罹患したとする。この場合，累積の罹患した割合，すなわち**累積罹患率**＊は次のように計算できる。

$$累積罹患率 = \frac{5,000,000}{50,000,000} = 0.1$$

となり，すなわち，100人中10人と同じことなので10%である。

$$累積罹患率 = \frac{罹患した人数}{（調査開始時の）対象人口}$$

で計算する。罹患率と似ているが，「調査した期間」，つまりこの例では，「2年間で」という数字が出てこないところが違う。

累積罹患率と同じ考え方で，累積死亡率を計算する場合もある。

＊**累積罹患率**
cumulative incidence または cumulative incidence rate

---

COLUMN ▶ **2回罹る病気では？**

---

　学校で，インフルエンザにかかった子どもの罹患率を計算したい場合は悩ましい。1人で何回もインフルエンザに罹る子もいるからである。そのような場合は，1人で何回罹ったとしても1人と数えることが多い。しかし，毎日，新たにインフルエンザに罹った子どもの数を報告してもらって罹患率を計算しようとしたときに，ある日に罹った子は，数か月前に罹った子と同じ子かどうかを確認するのは大変である。そのような場合には，同じ人が2回罹ったら，2人と数えて計算する場合もある。どのように計算したかを，結果に添えてきちんと書いておくことが重要である。

## 発展：人年法による罹患率や死亡率の計算

地域保健の現場で死亡率や罹患率を計算する場合には，これまで説明したような計算式でざっくり計算できる。一方で，たとえば，難病の筋萎縮性側索硬化症（ALS）の患者さんを継続的に支援している経過中での，誤嚥性肺炎の罹患率を求めたい場合など，もっと少人数で，一人ひとりの詳しいデータがある場合には，「人年法」*という別の計算方法を使う場合もある。

図2-1 に示す例では，ある年から調査を開始して，5年後の時点で罹患率を計算することになった。A さんは，4年支援していて，誤嚥性肺炎に「罹患」した。この場合，1人を4年観察しているので，観察人年は，1人×4年＝4人年と計算する。B さんは5年，何事もなかったので，5人年観察した。C さんは2.5年経ったところで，家族の都合により別の保健所管内に引っ越

**＊人年法**

person-years methodまたはperson-time method

すことになった。このような場合は，2.5 人年観察して，調査の「打ち切りになった」という。実は B さんも5年たって，調査が終了したので，同様に「打ち切り」である。D さんは，調査が始まって半年後から支援が開始されて，4.5 年観察して調査が終了となった。E さんは調査が始まって1年後から支援が開始されて，2.5 年たったところで「罹患」した。F さんは，1.5 年観察して何事もなかった。

それぞれの人の観察人年を右側に書いているが，6人を合計すると延べ20人年観察したことになる。そして，この6人のうち2人が罹患した。

$$罹患率 = \frac{2人}{20人年} = 0.1／年$$

となる。1000 倍して，1000 人対で表すと，1年間に人口 1000 対 100 の罹患率ということになる。

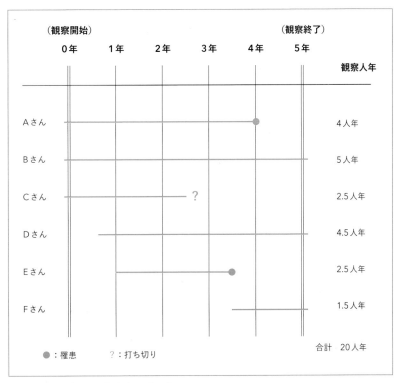

**図2-1　人年法による罹患率の求め方**

## D ▸ 致死率（致命率）

＊致死率
fatality rate

新型コロナウイルス感染症に1000人罹患して，そのうち，10人が死亡したとすると，致死率＊は10人÷1000人＝0.01で，100人当たり1人の割合なので1%となる。どのくらい重篤な病気であるかの指標となる。

$$致死率 = \frac{死亡者数}{罹患者数}$$

報道では，致死率のことを「死亡率」と書いている場合があるが，死亡率は死亡者数を人口と調査期間で割り算したものなので，きちんと区別する必要がある。

致死率を計算する方法として，細かくみると2種類の方法がある。一つの方法は，たとえば1年間や1週間といった，一定期間における罹患者数と死亡者数の統計を使って，単純に割り算して求める方法である。

もう一つの方法は，罹患者を一人ひとり追跡して，治癒したか死亡したかを調べて計算する方法である。

## E ▸ 相対頻度

死亡統計だけで計算できる指標として，**死因別死亡割合**が用いられる場合もある。たとえば，ある市で1年間に1000人死亡したうち，300人の人が悪性新生物（がん）で死亡したとすると，悪性新生物の死亡割合は300人÷1000人＝0.3で，30%となる。英語では，PMR＊という。

国際保健では，**50歳以上死亡割合**（PMI）＊が使われることもある。これは発展途上国などで，地域の人口の把握が難しいが，死亡した人についての情報は把

＊PMR
Proportional mortality ratio

＊PMI
Proportional mortality indicator。まれに60歳以上死亡割合をPMI60とするなど，他の年齢で計算することもある。

---

### COLUMN ▸ 総量統計と指標

健康に関する数字は，死亡した人数のような「総量統計」と，それを人口で割った「指標」とがある。地域と地域を比較して地域診断をしたい場合には，基本的に指標を用いるのがよい。「人口の大きな地域と小さな地域を比べてもよいのですか」と質問されることが多い。考慮すべきことはあるが，基本的に比べてもよい。指標は規模が異なる集団の性質の違いを比べるために計算するものだからである。

一方で総量統計は，規模を知りたい場合や，地域の病院の数や保健師の人数などの資源量とのバランスを知りたい場合に有用である。また，自殺死亡者数の年次推移や，日々の新型コロナウイルス感染者数など，人口は大きく変わらないなかでの時間による増減の推移をみるときに使われる場合もある。

---

握できる状況で，地域の健康指標を計算したい場合などに用いられる。PMIで地域間比較すると，子どもの時や若い時に死亡するのではなく，50歳以上まで長生きする人が多い地域では数値が高くなるので，数値が高いと健康指標が良いことを示す。死亡に関する指標の多くは，数値が大きいほうが悪い指標が多いなかで，特徴的な指標である。

---

## アユミとススムのコメントと疑問②

**ススム**

なるほど。こうやって有病率やそのほかの指標を，町内のいろいろな地域で比べたりするといいんだね。

ところで，江木楽町全体でみると健診受診者の高血圧の有病率が30%だとしても，これって高いのかな，低いのかな？ほかの地域や全国のデータはどうやったらわかるんだろう？

**アユミ**

---

COLUMN ▶ **割合，比，率**

　ここまでみてきたたくさんの指標について，大きく分類することができる。割合は，死因別死亡割合や有病率のように，分母の中に，分子となる人が含まれる。比は，出生男女比のように，分子のなかに，分母には含まれない人がいる場合に使われる。率は，本来は罹患率など，分母に時間が含まれるスピードのような指標である。しかし，本来は率ではないのに，率という名前がついている指標も多い点に注意が必要である。

●例
　割合：有病率，喫煙率，老年人口割合
　比：出産男女比，老年人口指数
　率：罹患率，死亡率

# ▶ 2 活用可能なデータベースの基本

## A ▷ 国保データベース〈KDB〉システム

　国保データベース（Kokuho Database；KDB）は，市町村や都道府県など（国民健康保険の保険者）が活用できる国民健康保険に関するデータベースである。市町村の国民健康保険の担当者などが，自分の市町村のデータをみることができるほか，自分の市町村と規模などが似ている市町村や，都道府県全体，全国の集計値などと比較することができる。

　KDBには，特定健診のデータ，国民健康保険による医療受診や医療費のデータ，介護サービスの受給に関するデータなどが含まれている。地域診断にとても有用であり，また市町村におけるデータヘルス計画*の策定などにも活用されている。さらに，医療の受診状況や健診結果などについて条件を設定して，保健指導の対象者を抽出することなども可能である。

**＊データヘルス計画**
特定健診や医療費などのデータに基づき，健康管理，疾病予防，重症化予防などを効果的に行うための保健事業計画

　ただし基本的に，自営業や無職の人など国民健康保険の加入者のデータのみであり，協会けんぽや組合健康保険の加入者など事業所で雇用されている人やその扶養家族のデータは含まれていない点に注意が必要である。

## B ▷ レセプト情報・特定健診等情報データベース〈NDB〉

　レセプト情報・特定健診等情報データベースは，ナショナルデータベース（NDB）ともよばれ，国民健康保険，協会けんぽ，組合健康保険などすべての医療保険の加入者の医療受診や特定健診などのデータが蓄積されているデータベースである。氏名などは見ることができないが，たくさんの項目を組み合わせて見ることで個人が特定される可能性もあることから，厚生労働省に申請をして，厳重な個人情報保護ができる体制が整っている場合にのみ利用が認められる。今のところ，ほとんどが研究者による利用であり，自治体が保健活動のために使うのは難しい状況がある。

　一方で，NDBのデータを使って，都道府県単位などで基本的な集計を行った結果が，「NDBオープンデータ」として，厚生労働省のホームページで公表されている。この結果と，自分たちの地域の分析結果を比較することは有用である。そのほか，第6章で様々な基幹統計や公的統計を紹介している。

## アユミとススムのコメントと疑問③

ススム

なるほど、データベースを使うと、県全体や全国と比べて、江木楽町は高いかどうかわかるね。ほかに、人口動態調査もこの前調べたね。

ところで、いろいろな指標をみながら地域診断をやってきたけど、こうやって数字の分析だけすればいいのかな。病気の診断だと、顔色や怪我の状態をみたり、話を聞いたりするのも大事だけど、地域診断の場合はどうなのかな…？

アユミ

# ▶3 質的データの活用

## A ▷ 地域診断における質的データの重要性

これまで量的（数量的）データの活用についてみてきたが、その前に、または並行して、言葉などで表される**質的データ**＊の活用も重要である。具体的には、地域を観察すること（地区視診ともいう）や、人々の話を聞くことなどが地域診断において重要である。臨床看護において、バイタルや検査データをみる前に、行うべきことと似ている。たとえば、自分の担当地区について、観察してみて、図2-2のようなラジオ体操広場を見かけたら、地域の人たちが朝から集まって体操をしているようだとわかる。その地域の人に声をかけて、ラジオ体操がどのように行われているのか聞いてみたり、一度、早起きをして、ラジオ体操に参加してみたりするのもよいかもしれない。図2-3のように畑の中に工場が点在している地域では、農業を営んだり、工場に勤めたりしていることがうかがわれる。

また、厚生労働省から2017（平成29）年に出された、データヘルス計画策定の手引きにも「質的情報とは、日ごろの保健活動における住民の声、地域の状況について課題と感じていることや思いなど、単純な数値化が困難な情報を指す」[1]として、その活用の重要性が記載されている。

なお、質的研究に本格的に取り組む場合には、その方法論として、グラウンディッド・セオリー・アプローチ＊（データから理論をつくるもの）、エスノグラフィー＊（対象集団の日常的な行動や文化を理解するもの）、現象学的研究（生きられた体験の本質を明らかにするもの）、などがある。必要により、それらに関する書籍も参照するとよいであろう。

＊**質的データ**
qualitative data

＊**グラウンディッド・セオ
リー・アプローチ**
grounded theory
approach

＊**エスノグラフィー**
ethnography

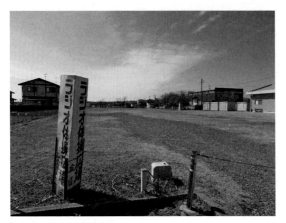

図2-2　ラジオ体操広場

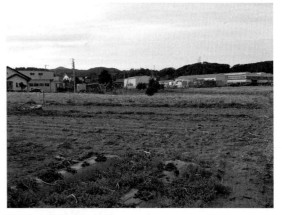

図2-3　畑と工場の地域

## B ▶ 質的データの収集方法

　質的データの収集方法を，表2-1にまとめた。

　観察では，目で見るだけでなく，時にはにおいから生活ぶりがうかがえることや，また地域で販売されている食品の味なども参考となる。聞き取りでは，インタビュー調査のほか，保健事業の際に声をかけて参加者から感想や意見を聞くことなども重要である。直接会うほかに，電話やWeb会議，時にはメールやSNSの活用なども有用であろう。住民に何人か集まってもらって，座談会形式で話を聞

表2-1　質的データの収集方法

| 観察 | 地域の観察，保健事業の現場の観察など |
|---|---|
| 聞き取り | 住民の声を聞く，医師会等関係者の意見を聞く，電話などで聞く，集団で聞く（座談会，フォーカス・グループ・ディスカッション）など |
| 文書 | アンケート調査の自由記載欄，保健指導記録，公表資料など |
| 考える | 思い返す，ブレーンストーミング，熟慮するなど |

COLUMN ▶ 質的データ

*カテゴリー尺度
categorical scale

　この項では，文章など，数字でないデータを質的データといっている。一方で，統計学では，正常／異常や，尿検査の（－），（±），（＋），（2＋）のような選択肢として段階に分かれているデータをカテゴリー尺度*，カテゴリーデータや，質的データなどとよぶ。同じ質的データという言葉でも，文脈によってまったく異なる意味を指す場合があるので，注意が必要である。

くと，一対一よりも発想が広がって，幅広い意見を聞くことができる。アンケートを行う際には選択式の質問のほか，目を通すことが可能そうであれば自由記載欄も設けるとよい。自分たちで考えることも重要であり，事業のやり方などを思い返して文書にまとめることは事業の振り返りに有用である。ブレーンストーミングは，

❶批判厳禁（批判しない）
❷自由奔放（自由に意見を出す）
❸質より量（たくさん意見を出すのがよい）
❹便乗歓迎（ほかの人のアイディアを発展させる）

という4つの基本ルールでグループワークを行う方法で，新しいアイデアを生み出すのに有用である。ブレーンストーミングを行うときは，一定の時間で終了して，その後，出た意見の整理などを熟慮して行うのがよい。

## C ▷ 質的調査の対象者の選び方

　質的調査では，話を聞いたりする対象者について，どのように，何人くらい選ぶのがよいだろうか。量的調査により住民全体の実態を知りたい場合には，調査対象者は「**無作為抽出**」で選ぶのが基本である。一方で，質的調査では，無作為抽出以外にも種々の方法がある。多様な意見を聞きたい場合には，性別・年代・職業などが様々になるように「多様な対象」を選ぶ。子育て支援事業などある特定の保健事業について聞きたい場合には，その事業の対象となり得るような特定の属性の「類似の対象」を選ぶ。もちろん，調査目的によっては直接関係しなさそうな人の意見もあえて聞いてみる場合もある。医師会などの関係機関の意見を聞きたい場合には，影響力のある人や明確な意見のありそうな「重要な対象」を選ぶ。特殊な病気や障害のある人などの話を聞きたいが，行政等で該当者を把握していない場合は，まずは該当する人を1人見つけて話を聞き，その人から同様の状況の人を芋づる式に紹介してもらうという「雪だるま式*」を使う。対象者の選定にあまり時間や労力がかけられないが，まずは話を聞いてみようという場合には，保健事業の際に声をかけやすい人を選ぶなどの「便宜抽出」もある。

　調査する人数は，追加で対象者を選んで話を聞いた際に，これまで聞いたことがない新しい話を聞くことができた場合には，さらに人数を増やしていくとよい。一方で，すでに聞いた話と同様の内容ばかりになってくると，「データ飽和」という状態であり，調査する人数が十分と判断できる。なお，多くの人が直面していることについての調査で，おおむね似た考えをもっている場合には比較的少人数でも飽和に達するであろうし，一方で，まれな状況や，珍しい考えを聞きたい場合にはより大勢の調査が必要となろう。その場合は，そのような話が聞けそうな対象者を精力的に選ぶことも重要になる。

*英語でsnowball samplingという。

## D 質的データのまとめ方

　地域の観察結果，住民や関係者の声，自分たちで考えたことなどは，地域で保健活動をしていると自分の頭にはどんどん蓄積されてくるが，それを文書にまとめないと，人に伝えたり，保健活動の展開に役立てたりすることができない。もともとの生のデータは大量にあるが，そこから重要な事柄をまとめて，コンパクトな分量にまとめていく必要がある。その際には，

❶予想していた内容
❷驚いた内容（予想していなかった内容）
❸珍しい内容（まれな傷病やまれな状況の人の話や特殊な意見など）

の3つの視点で人に伝えて，施策化につなげるべき重要性の高い項目を抽出していく。予想していた内容ばかりだと，質的データを集めた甲斐がない。当初想定していなかったような内容などを知ることができるのが質的方法の醍醐味でもある。また，データをまとめる際に，すべてを専門用語に言い換えると，当たり前のまとめになって人に伝わりにくいことが多いので，心に響いた住民の言葉などは，住民が発したそのままの表現で，最終的な文書や計画書などに入れ込むとよい。
　質的データをまとめていく際には，図2-4に示すKJ法が使われることが多い。これは，文化人類学者である川喜田二郎が開発したため，その名前のイニシャルからKJ法とよばれる。似た内容どうしをまとめて，そのグループに名前をつけ，

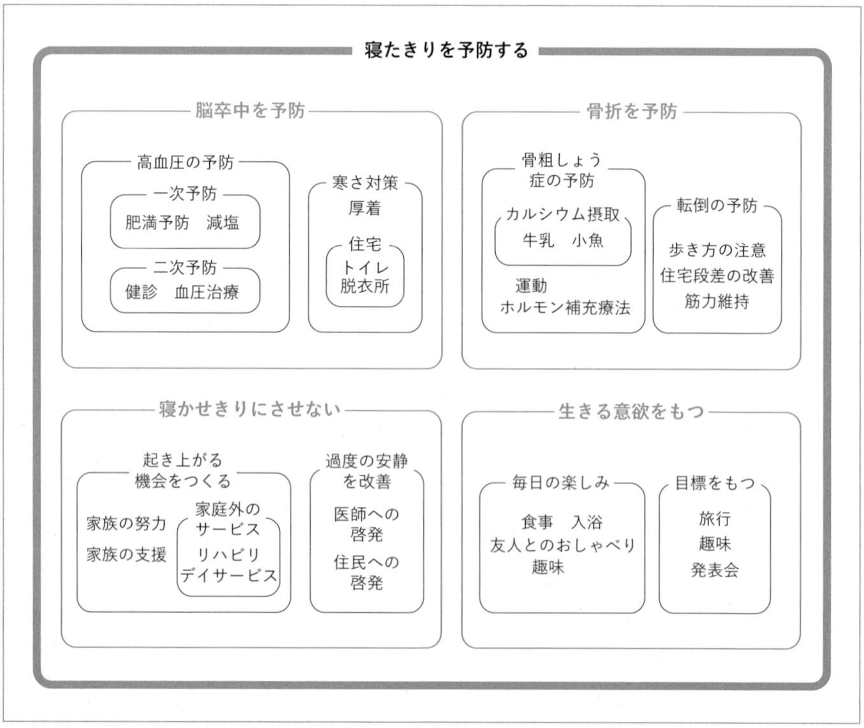

図2-4　KJ法

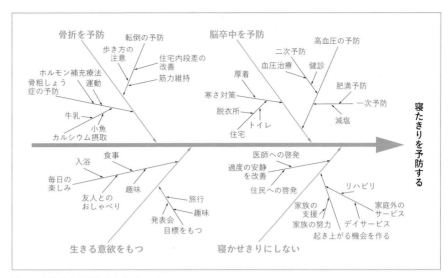

**図2-5　特性要因図（お魚チャート）**

さらに似たグループどうしをまとめて，また新たな名前をつけるという方法である。文化などの全体の状況を理解するために開発された手法である。

　もう一つの方法として，特性要因図（図2-5）が使われることもある。魚の背骨のようにみえるので「お魚チャート」「フィッシュボーンチャート」とよばれることもある。化学工学者の石川馨が開発したもので，もともとは製造業における品質管理などでよく使われてきた。ある目的に向かって改善を進めていきたいときに有用な手法である。

　KJ法の例と，特性要因図の例をよくみると，なかに書いてあることは同じであり，どちらの形にまとめることもできる。目的に応じて，どちらを使うかを決めるとよいであろう。

## E ▷ 地域資源

　収集する質的データの内容として，地域資源に関するものも重要である。データヘルス計画策定の手引きにも，「健康課題の抽出のためには，…地域資源の把握に努めることも重要である。地域資源とは，住民組織，民間企業，専門職団体等を指す」[1]と記載されている。実際には，他にも様々な地域資源があると考えられる。地域診断を行うときに，ともすれば，地域の課題の発見ばかりに力が注がれることが多い。しかし，そうすると，発見された課題に対して，従来から行っている事業により力を入れるとか，ほかの地域での成功事例を手あたり次第に真似するということになりがちで，なかなか成果を上げられないことが多い。成功事例は，その地域に，成功に結びつく資源があったために成功したのであり，前提となる資源がない地域でただ真似をしても難しい。

　一方で，よく探すと，それぞれの地域には，その地域ならではの資源があるため，それを生かすような取り組みが展開できるとよい。その意味で，地域課題の

発見だけではなく，地域資源の発見のためにも，同等以上の労力を割く必要がある。課題を中心に考えるニーズモデルと対比して，地域資源や良いところに注目する方法論をアセットモデル（いいところ発見モデル）という。地域診断では両方の視点が必要であろう。

---

## アユミとススムのコメントと疑問④

ススム

住民や関係者の声とか，とても大事だね。数字の計算とかしていると，頭が割れそうになるから，できれば遠慮したいな。結局みんなの意見をよく聞いて，事業をしていけばいいんじゃないかな…？

そうかなぁ。みんなの声も大事だけど，数字も大事じゃない…？

アユミ

---

# ▶4　混合研究法

## A ▷ 混合研究法の重要性

　量的な方法と，質的な方法とみてきたが，その2つの方法を統合した混合研究法が最近注目されている。混合研究法＊は，量的アプローチと質的アプローチを統合することにより，それぞれのアプローチを超えた理解が得られる研究法である。混合研究法の醍醐味は，1＋1＝3になることだといわれている。量的な方法と，質的な方法の両方を使うことで，それぞれの方法だけでは得られなかった，さらに有用なことがわかる。

　質的なデータと量的なデータ＊の両方をみることが必要な例として，図2-6に示す，あるファミリーレストランの人気メニューである「チキン南蛮定食」の説明をみていただきたい。ここでは画像や言葉という質的な情報による説明と，価格やエネルギーという量的な情報による説明の両方が記載されている。ここで，仮に，価格とエネルギーという量的な情報しかなかった場合に，チキン南蛮定食を理解できたかというとまったく理解できていない。一方で，画像と言葉だけで量的な情報がない場合も不十分である。

　死亡状況やアンケートの集計結果などの量的データは，どのような理由でその回答になったのかなどの内容の詳細がわからない，すでにデータがある項目や，

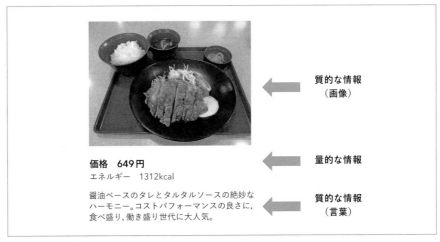

**図2-6　量的と質的の両方のデータの重要性（チキン南蛮定食の説明）**

アンケートを作るときに想定した項目の状況しかわからないなどの限界がある。質的データは，そのような問題には対応できるが，その項目の頻度や定量的な性質がわからない，因果関係の検証は難しい，などの限界がある。地域診断をして，地域を理解するためには，量的なデータと質的なデータの両方をみる必要がある。

## B ▶ 混合研究法のデザイン

　混合研究法を使うときには，デザイン，つまり大枠の方法として，3種類の基本デザインと，たくさんの応用デザインがある（図2-7）。

＊**説明的順次デザイン**
explanatory sequential design

◆**説明的順次デザイン**＊　量→質という順番の方法である。たとえば健診データやアンケート調査の分析などを行い，その結果について，なぜそのような結果になったかの理由を追究するために，関係者や住民などの声を聞いてみるというような方法である。

＊**探索的順次デザイン**
exploratory sequential design

◆**探索的順次デザイン**＊　質→量という順番の方法である。地域はどのような特徴がありそうか，まずは生の声を聞いてみて，そのなかで有望そうな意見について，実際に数量データを集めて検証してみるというような方法である。

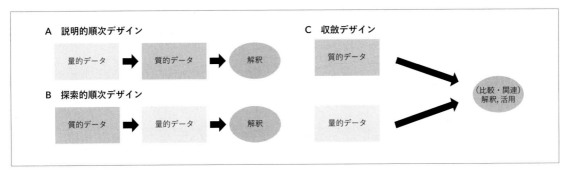

**図2-7　混合研究法デザイン**

◆**収斂デザイン**^(しゅうれん)*　質＋量を同時にみる方法である。地域の特徴について，生の声も，数量データも両方集めてみて，整合する部分と，矛盾する部分をそれぞれ検討するというような方法である。

　さらに，量的な結果と質的な結果を，1枚の図表のなかで左右に並べて書くなどのこともよく行われる。地域診断など，現場の保健活動では，これまでも自然に混合研究法が実践されてきたといえるので，この3種類の基本デザインを考えながら，質的データと量的データと両方を意識して情報収集するとよいであろう。

## C ポジティブデビアンス（ポジデビ）

　混合研究法を活用した保健活動の展開方法として，**ポジティブデビアンス**＊（略して，**ポジデビ**）がある。ポジティブデビアンスを日本語に直訳すると，「良い逸脱」となる。

　最初の成功例は，1990年代にベトナムでセーブ・ザ・チルドレンというNPO団体によって行われた子どもたちの栄養改善対策である。量的な実態調査を行ったところ，64％の子どもたちが栄養不良であり，そうでない子どもたちは36％のみであった。従来の支援団体は，多くの子どもたちが栄養不良だということに注目して，食糧支援を行っていた。一時的に栄養状態が改善したが，支援活動期間が終了すると元の木阿弥になってしまっていた。この団体は，栄養不良でない36％の子どもたちに着目して，その家庭でどのようなことが行われているのか，地域の母親たちとともに訪問観察調査を行った。その結果，その地域にある，通常は子どもたちに食べさせないようなさつまいもの葉っぱ，田んぼでとれた小エビ，小カニなどを子どもたちに食べさせていた。また，食事中，手が汚れるたびに手洗いをさせていたり，一日に4～5回，食事をあげたりしていた。実践している家庭では普通のことと思ってやっていた。そこで，そのようなやり方を地域で普及していったところ，栄養不良の子どもを劇的に減らすことができた。

　このように，ポジデビは，同じ困難な条件にもかかわらず，より成果をあげている人に着目し，その人のやり方や状況を明らかにし，それを広げていく方法である。最近，保健活動の改善のために，ベストプラクティス（最善事例）を参考にしようとすることが多いが，財政的に恵まれていたり，とても優れた人がいたりして，そのまま真似できないことが多い。ポジデビは，ある意味似ているが，困難な状況のなかでも良い成果が出ている事例を量的に見つけて，そこでどのようなことが行われているかを質的に調査するという点で異なる。日本の保健活動でも参考になる手法であろう。

## D 質的方法による仮説設定

　保健活動では，計画（Plan），実施（Do），評価（Check），改善（Act）という

PDCAサイクルを回すことが重要であるといわれているが，うまくできている自治体は少ない。その理由として，量的な分析はかなりしっかりと行われているが，質的な検討が不十分なことが多いと考えられる。

　量的な分析から地域の特徴がみえてきたときには，次に，それはなぜなのか，関係者や住民の生の声を聞いたり，自分たちで考えたり質的な方法を使って検討して仮説を設定し，それを量的に検証することが必要であろう。

　また，量的な分析により，ある課題が明らかになった場合には，地域資源の把握を含めて質的な方法を駆使して，どのような対策を行ったらよいだろうかという仮説を設定し，その対策を実際に行ってみたうえで，それを量的に評価する。

　質的に仮説を設定し，量的に検証することを循環させることによって，PDCAサイクルを回して，地域における保健活動をより効率的，効果的なものに改善していくことにつながると考えられる（図2-8）。また，純粋に量的と思われる疫学研究も，まったく新しいテーマに取り組むときには，質的な方法を上手に使いながら，仮説を設定するとよいであろう。

# E ▷ 混合研究法の妥当性の確保

　質的方法や混合研究法は，主観的な部分のある方法であるため，その結果は妥当であろうかという疑問をもたれることが多く，妥当性を確保する必要がある。

　最も重要なことは，複数の視点，複数の情報源を用いることである。そもそも混合研究法は，質的データと量的データの両方を用いることから，質的データだけの場合よりも，妥当性について納得してもらいやすい。また，一人だけで考えたりまとめたりすると，独りよがりの考えになったり，視野が狭くなったりしがちであるため，複数人の視点で検討するのがよい。このように，複数の視点でみることを，トライアンギュレーション*（三角測量）という。

　また，対象者の視点を大切にすることも重要である。地域診断や保健計画策定を行うときに，住民や関係者の声を収集しながら行うとともに，まとめをすると

＊トライアンギュレーション
triangulation

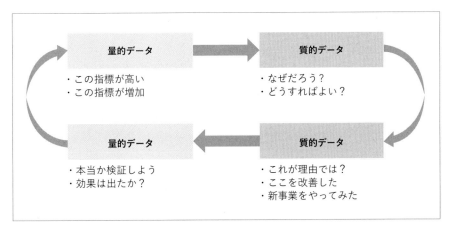

図2-8　量的データと質的データを活用した保健活動の深化

きも，これを住民らにみせたらどのような反応になるだろうかということを想像しながら行ったり，まとめの案ができたときに住民らにみてもらって意見をもらったりするのも有用であろう。想定している結論と異なる状況がありそうな人や，批判的な人の話を積極的に聞くのも重要である。それによって，より深く，多様な意見の人に受け入れられるものができるであろう。

　最後に，自分たち自身が常に内省し，いろいろな人と意見交換しながらまとめていくことが，妥当性の確保のために重要である。

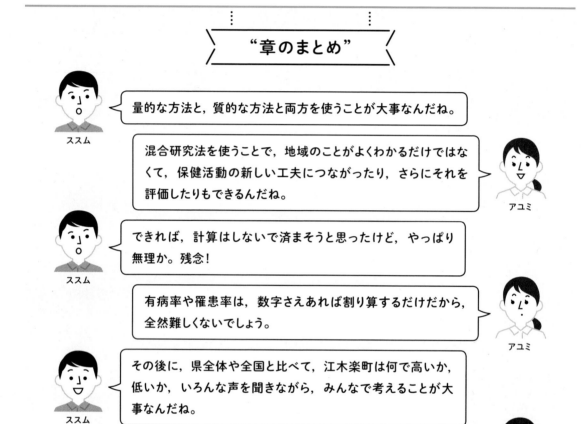

"章のまとめ"

**ススム：** 量的な方法と，質的な方法と両方を使うことが大事なんだね。

**アユミ：** 混合研究法を使うことで，地域のことがよくわかるだけではなくて，保健活動の新しい工夫につながったり，さらにそれを評価したりもできるんだね。

**ススム：** できれば，計算はしないで済まそうと思ったけど，やっぱり無理か。残念！

**アユミ：** 有病率や罹患率は，数字さえあれば割り算するだけだから，全然難しくないでしょう。

**ススム：** その後に，県全体や全国と比べて，江木楽町は何で高いか，低いか，いろんな声を聞きながら，みんなで考えることが大事なんだね。

**アユミ：** 良いこと言うね。

### 引用文献

1）厚生労働省保健局健康保険組合連合会：データヘルス計画作成の手引き（改訂版）. https://www.mhlw.go.jp/file/06-Seisakujouhou-12400000-Hokenkyoku/0000201969.pdf（最終アクセス日：2021/10/22）

### 参考文献

・尾島俊之：質的調査〈柳川洋，他編集：地域保健活動のための疫学，日本公衆衛生協会，2000.〉
・尾島俊之：混合研究法〈近藤克則編著，ソーシャル・キャピタルと健康・福祉，ミネルヴァ書房，2020.〉

## 第 3 章

### 人口構成の違い

## 江木楽町　アユミとススムの保健統計

県と江木楽町の健診結果を正確に比較するために，よりよい分析方法を検討することになった。

### アユミとススムの疑問①

ススム

江木楽町の健診の結果から異常のあるものの割合を計算したら，なんとびっくり！すべての指標において，江木楽町の結果が県の結果より悪かったんだよ。

え！そうなの？全部の指標で？

アユミ

ススム

そう。江木楽町は高齢者が多いからだろうけど…。でも，何だか納得いかないんだよな。

町では高齢者対策に力を入れていて，地区の健康教室や元気クラブに行っている人も多いし…。健診でも異常なしの人もいるし…。そんなに悪い町とは思えないよ。

アユミ

ススム

そうだよねぇ。

もしかしたら，江木楽町と県の健診結果の比較のしかたが違っているんじゃない？江木楽町と県は，人口や年齢別人口構成が違うから，正確に比較できていないのかも。

アユミ

ススム

そうか！えーっと，たとえば健診での糖尿病の有病率は…。

単純に江木楽町と県を比較してみると，江木楽町の糖尿病有病率は20.0％，県の糖尿病有病率は18.0％で，江木楽町の糖尿病者の有病率が県の有病率より高いよ（表3-1）。

アユミ

表3-1　江木楽町と県における健診での糖尿病者数と有病率

| | 観察集団　江木楽町 | | | 基準集団　県 | | |
| | 健診受診者数 | 糖尿病者数 | 有病率 | 健診受診者数 | 糖尿病者数 | 有病率 |
| --- | --- | --- | --- | --- | --- | --- |
| 合計 | 4500 | 900 | 20.0% | 250000 | 45000 | 18.0% |

江木楽町と県の人数は仮想の数値であり，糖尿病疑いを糖尿病と記している。

ススム

単に比較するとそうなるね。

やっぱり，江木楽町と県の人口構成の違いを考慮して，正確に比較する必要があるね。

アユミ

# ▶ 1　層化

＊層化
stratification

　層化＊は，交絡因子（本章-4「交絡と交絡因子」参照）の層（カテゴリー）ごとに2つの観察集団の比較を行う方法である（図3-1）。

　年齢階級別の層ごとに比較すると，江木楽町の年齢階級別有病率は，40〜49歳7.0%，50〜64歳18.0%，65歳以上28.0%，県の年齢階級別有病率は，40〜49歳10.0%，50〜64歳20.0%，65歳以上30.0%で，すべての年齢階級で，県の有病率より江木楽町の有病率が低い（表3-2）。

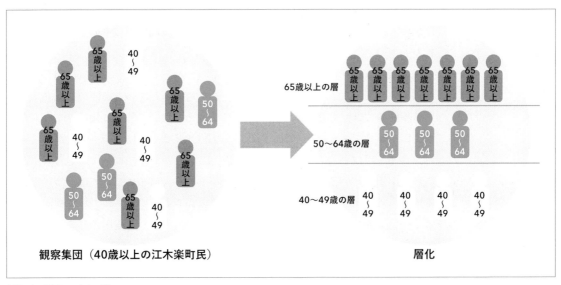

観察集団（40歳以上の江木楽町民）　　　　　　　　層化

図3-1　層化のイメージ

表3-2　層化

| 年齢階級 | 観察集団　江木楽町　（年齢階級別） | | | 基準集団　　県　（年齢階級別） | | |
|---|---|---|---|---|---|---|
| | 健診受診者数 | 糖尿病者数 | 有病率 | 健診受診者数 | 糖尿病者数 | 有病率 |
| 40〜49歳 | 1000 | 70 | 7.0% | 100000 | 10000 | 10.0% |
| 50〜64歳 | 1500 | 270 | 18.0% | 100000 | 20000 | 20.0% |
| 65歳以上 | 2000 | 560 | 28.0% | 50000 | 15000 | 30.0% |
| 合計 | 4500 | 900 | 20.0% | 250000 | 45000 | 18.0% |

　層化は，交絡因子の影響を除く基本的な方法で，解析の段階で行う。たとえば，交絡因子が性別であれば男女別に，年齢であれば年齢階級（30〜34歳・35〜39歳・40〜44歳…，または30〜39歳・40〜49歳・50〜59歳…など）に分けて，性別やそれぞれの年齢階級で2つの観察集団の死亡率を比較するものである。

　層化の利点は，前提条件が少なく，直接的であり，計算も容易なことである。ただし，年齢階級別と性別と喫煙状況別など多くの層に分けると1つの層に含まれる対象者数が少なくなるので，一度に多くの交絡因子を制御できないという問題点がある。また，層によって結果が異なった場合に，結果の解釈に困ることがある。

# ▶ 2　年齢調整（標準化）

　年齢調整は，死亡率，罹患率，有病率などの集団の疾病頻度の指標，年齢以外で率に明らかな影響を与える因子の影響を除いた比較に使う。たとえば，年齢調整死亡率，年齢調整糖尿病罹患率，年齢調整心疾患有病率，喫煙状況調整肺がん罹患率，検診における糖尿病所見についてほかの集団の比較や過去の結果との比較などである。

　年齢調整（標準化）＊には，直接法と間接法があり，ともに観察集団と基準集団が必要となる（図3-2）。観察集団は，調査対象としている集団で今問題にしている集団のことである。基準集団は標準集団ともいい，任意に決めることもあるが，国や県のデータなどが用いられる。国内比較などで国のデータを用いる場合は，1990（平成2）年から厚生労働省が示している「昭和60年（1985年）モデル人口」を用いている。ただし，「昭和60年モデル人口」については，高齢化が進み現実の人口構成とは異なってきていることから厚生労働省において検討がなされ，今後，新たな基準人口の「平成27年平滑化人口」が使用される。その際年齢階級の上限については95歳以上一括となる。さらに，世界各国との国際比較の場合には「世界人口」を用いている。

＊標準化
基準集団を設定し，それをもとに観察集団の死亡率を一つの指標として集約するともいえる。

36

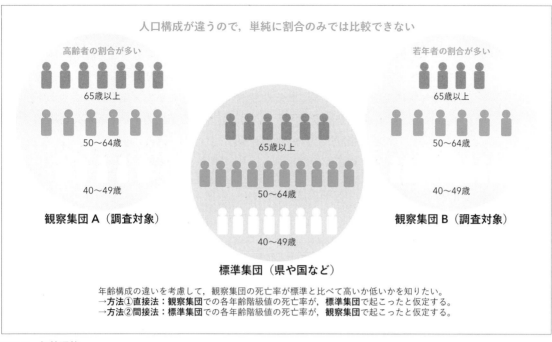

図3-2　年齢調整

# A ▷ 直接法

＊**直接法**
direct method

＊江木楽町の健診結果
　の説明では年齢調整
　有病率，直接法の説
　明では年齢調整死亡
　率で説明している。

　健診結果について，年齢調整の直接法＊による年齢調整有病率を求めてみた＊。年齢調整有病率による比較は，江木楽町の年齢階級別有病率が県と同じ年齢構成で起きた場合の年齢調整有病率と，県の有病率とを比べることで求められる。

　計算は，それぞれの年齢階級別に"江木楽町の年齢階級別有病率×県の受診者数"を計算しそれを合計して，県の健診受診者で割る。

$$(0.07 \times 100000 + 0.18 \times 100000 + 0.28 \times 50000) \div 250000 = 0.156$$

単位が％だから100をかけて，　$0.156 \times 100 = 15.6\%$

表3-3　年齢調整有病率

| 年齢階級 | 観察集団　江木楽町　（年齢階級別） | | | 基準集団　　　県　　（年齢階級別） | | | 江木楽町の有病率×県の受診者数 | 県の合計受診者数で割る |
|---|---|---|---|---|---|---|---|---|
| | 健診受診者数 | 糖尿病者数 | 有病率 | 健診受診者数 | 糖尿病者数 | 有病率 | | |
| 40〜49歳 | 1000 | 70 | 7.0% | 100000 | 10000 | 10.0% | 7000 | |
| 50〜64歳 | 1500 | 270 | 18.0% | 100000 | 20000 | 20.0% | 18000 | |
| 65歳以上 | 2000 | 560 | 28.0% | 50000 | 15000 | 30.0% | 14000 | |
| 合計 | 4500 | 900 | 20.0% | 250000 | 45000 | 18.0% | 39000 | 15.6% |

江木楽町の年齢階級別有病率が，県と同じ年齢構成でおこった場合の有病率

江木楽町の年齢調整有病率は15.6％で，県の有病率18.0％より低い（表3-3）。

直接法は，観察集団の年齢階級別観察結果に重み付けをする方法である。

＊年齢調整死亡率<br>age‐adjusted mortality rate

年齢調整の直接法による年齢調整死亡率＊は，基準集団の年齢階級別人口を利用する方法である。具体的には，基準集団の各年齢構成において，観察集団の各年齢階級別死亡率に従って死亡という現象が起こったと仮定して，基準集団の人口全体での死亡率を計算する。計算には，観察集団の年齢階級別死亡率と，基準集団の年齢階級別人口が必要である。

数式は以下の通りである。

### ◆年齢調整死亡率（直接法）

$$年齢調整死亡率 = \frac{（[観察集団のある年齢階級の死亡率] \times [基準集団のある年齢階級別の人口]）のすべての年齢階級の和}{基準集団の総人口}$$

❶ ある年齢階級について，"観察集団の死亡率×基準集団の人口"を求める。
❷ ❶をすべての年齢階級について求めて合計する。これが死亡数の合計。
❸ ❷を基準集団人口の全体人数で割る。→**年齢調整死亡率**
単位は通常，人口1000（人年）対や10万（人年）対で表す。

直接年齢調整は，人口規模が大きな集団や，有病者の人数が多い健康課題に対して使用される。なぜなら，年齢階級に分けても，大きな影響を与えることがないからである。また，直接法は同じ基準人口を使うことで，厳密な意味でも自治体間や年次間の比較がしやすいともいう。

わが国の人口動態統計では，直接法により年齢調整死亡率が計算されており，国際比較や都道府県などの比較などにも用いられる。

一方で，観察集団が小規模人口の市町村や小地域の場合，まれな疾病を扱う場合には向かない。なぜなら，人口が少ない年齢階級で1〜数人程度の少数の変動があったときに，年齢調整死亡率や年齢調整有病率の計算結果が大きく変動してしまうからである。

## B ▷ 間接法

＊間接法<br>indirect method<br><br>＊ 江木楽町の健診結果の説明では標準化有病比，間接法の説明では標準化死亡比で説明している。

健診結果について，年齢調整の間接法＊による**標準化有病比**を求めてみた＊。標準化有病比は，江木楽町の年齢構成に，県と同じ年齢階級別有病率で患者発生が起きた場合の糖尿病者数と江木楽町の実際の糖尿病者数との比のことである。

計算は，それぞれの年齢階級別に，"江木楽町の健診受診者数×県の有病率"で期待有病数を計算し，これをすべて合計し，実際の江木楽町の糖尿病者数を期待有病数の総数で割る。

$$1000 + 1500 \times 0.20 + 2000 \times 0.30 = 1000$$

$$900 \div 1000 = 0.90$$

標準化有病比は0.90，つまり江木楽町の糖尿病者数は県の糖尿病者数の0.90倍となり，県より江木楽町のほうが糖尿病者の割合が少ない（表3-4）。

間接法は，基準集団の死亡率を"間接"的に借りて年齢調整死亡率を求める方法である。しかし，間接法により得られる値は，標準化有病比[*]や**標準化死亡比（SMR）**[*]という。

年齢調整の間接法による標準化死亡比は，基準集団の年齢階級別死亡率を利用する方法である。具体的には，観察集団のすべての年齢階級で基準集団と同じような死亡率であったと仮定し，基準集団の年齢階級別死亡率を観察集団の各年齢階級人口に当てはめて，起きるであろう死亡数を計算する。この起きるであろう死亡数が期待死亡数であり，各年齢階級の期待死亡数の和と実際の死亡数の比が標準化死亡比である。計算には，観察集団の年齢階級別人口と総死亡数，基準集団の年齢階級別死亡率が必要である。

数式は以下の通りである。

**標準化死亡比（間接法）**

$$標準化死亡比 = \frac{観察された死亡数の合計}{期待死亡数の合計}$$
$$（SMR） = \frac{観察集団の実際の死亡数の合計}{\begin{array}{c}（観察集団のある年齢階級の人口）×（基準集団のある年齢階級別の死亡率）\\ のすべての年齢階級の和\end{array}}$$

観察集団と基本集団の関係が直接法と逆になっている。

❶ ある年齢階級の"観察集団の人口×基準集団の死亡率"を求める。
❷ ❶をすべての年齢階級について求め合計する。→観察集団全体の期待死亡数
❸ 観察集団の実際の死亡数を期待死亡数の合計で割り，比を求める。→**標準化死亡比**

標準化死亡比は，観察集団での実際の死亡数が期待死亡数の何倍か（比，rate）を表す。通常全国を100とし，100であれば基準集団と同じ死亡状況であり，100以上の場合は死亡率が高く，100以下の場合には死亡率が低いと判断する。SMR＝1（100%）のようにパーセントで表されることも多い。

また，偶然による変動の幅を表すため，標準化死亡比の95%信頼区間の上限・下限を計算することがある。95%信頼区間の下限が1を超えている場合，基準集

*標準化有病比
standardized mortality ratio：SMR
標準化罹患比や標準化該当比ということもある。

*標準化死亡比
standardized mortality ratio：SMR

表3-4 **標準化有病率**

| 年齢階級 | 観察集団 江木楽町 （年齢階級別） | | | 基準集団 県 （年齢階級別） | | | 江木楽町の受診者数×県の有病率 | 江木楽町の糖尿病者数を割る | |
|---|---|---|---|---|---|---|---|---|---|
| | 健診受診者数 | 糖尿病者数 | 有病率 | 健診受診者数 | 糖尿病者数 | 有病率 | | | |
| 40～49歳 | 1000 | 70 | 7.0% | 100000 | 10000 | 10.0% | 100 | | |
| 50～64歳 | 1500 | 270 | 18.0% | 100000 | 20000 | 20.0% | 300 | | |
| 65歳以上 | 2000 | 560 | 28.0% | 50000 | 15000 | 30.0% | 600 | | |
| 合計 | 4500 | 900 | 20.0% | 250000 | 45000 | 18.0% | 1000 | 標準化有病比 | 0.90 |

江木楽町の年齢構成に，県と同じ年階級齢別有病率がおこった場合の糖尿病者数(=期待有病数)を計算し，江木楽町の実際の糖尿病者数との比

団に比べて統計学的に有意に高く，95％信頼区間の上限が1を下回っている場合，有意に低いと判断する。

標準化死亡比は，市町村や医療圏，職場など小規模人口の集団間やある集団での死亡の推移を比較したい場合や，小規模人口の集団と基準集団を比較したい場合に用いることが多い。ただし，小規模人口の集団において，比較的まれな疾病の標準化死亡比を算出する場合は，1人の死亡が大きく反映されてしまうので，5年間分など数年分まとめて算出するほうがよい。

間接法で年次による推移を見たい場合は，ある年次の基準集団の年齢階級別死亡率の値と，様々な年次の観察集団の人口の値を用いて計算する方法もある。

# ▶3 層化と年齢調整のまとめ

異なる地域や地域における異なる時期など2つの観察集団について死亡率（罹患率，有病率なども同様）を比較した場合，2つの観察集団の人口構成が異なることから，単純に粗死亡率（死亡率）を比較することはできない。高齢者の割合が高いと死亡率も高くなるように，年齢が死亡率に影響を与えていて，交絡因子となっているからである。

交絡因子の年齢の影響を取り除いて2つの観察集団の死亡率を比較するには，層化と年齢調整の方法がある。

## ❶ 層化

層化は，2つの観察集団において，それぞれの年齢階級ごとに死亡率を比較するものである。ただし，層化では，観察集団全体が一つの数値で表わせず，観察集団間の比較や観察集団の経年的な推移の説明がひとことで表せない。

## ❷ 年齢調整

年齢調整や標準化は，年齢構成が異なる集団間での年齢構成などを同じにして単一の指標で比較するという年齢を標準化する方法である。年齢調整は，基準集団の人口構成を利用する直接法と，基準集団の年齢階級別死亡率を利用する間接法の2つの方法がある。直接法では年齢調整の直接法による年齢調整死亡率，間接法では年齢調整の間接法による標準化死亡比などを計算し，これらで比較する。

## アユミとススムの疑問②

ススム

アユミ

ススム

アユミ

健診結果を正確に比較してみたら，年齢が影響していたね。

そうだね。江木楽町は高齢者が多い町だから，「江木楽町は糖尿病者の割合が多い」っていう，ゆがんだ見かけ上の関係をつくっていたんだ。

見かけ上の関係…?

もー。学生のころ授業で習ったでしょう。見かけ上の関係を交絡，高齢者のように結果に影響するようなものを交絡因子っていうんだよ。

# ▶ 4　交絡と交絡因子

　江木楽町と糖尿病の関係は，江木楽町は高齢化している町である（条件①），高齢者は糖尿病の有病率が高い（条件②），高齢者は江木楽町と糖尿病の中間過程*ではない（条件③）である（図3-3）。

　交絡*とは，疾病発症の原因を探る場合，本当の原因ではなくても，見かけ上

\* 中間過程
pathway

\* 交絡
confounding

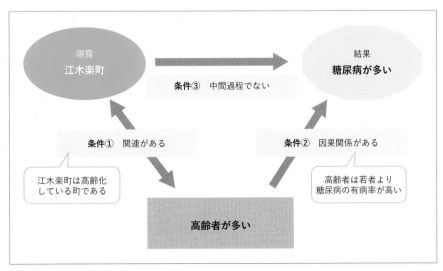

図3-3　江木楽町と糖尿病の関係

＊曝露
疾病発症に先立って存在
するもの。exposure.

＊結果
outcome

＊交絡因子
confounding factor

原因のようにみえることである。図3-4に示すように，曝露＊（要因A）と結果＊（疾病）との関係を観察する際に，第3の因子の影響により真の要因と結果との関係がゆがめられてしまう。

この第3の因子を**交絡因子**＊といい，交絡因子は，曝露（要因）と疾病発症（結果）との関係を観察する際に，曝露と結果との関係をゆがめてしまう（図3-4）。

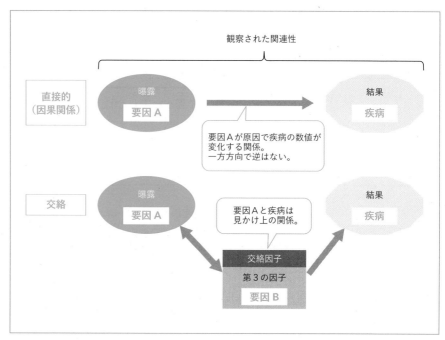

図3-4　**因果関係と交絡**

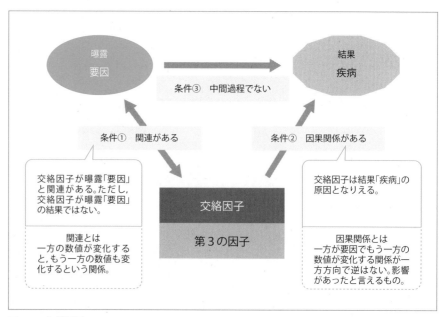

図3-5　**交絡因子**

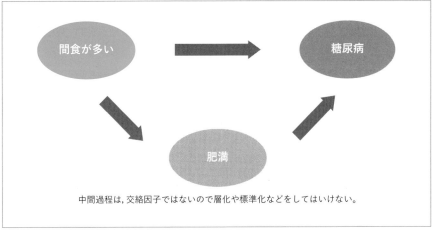

中間過程は，交絡因子ではないので層化や標準化などをしてはいけない。

図3-6　中間過程

　第3の因子が交絡因子として作用するためには，

条件❶　交絡因子が曝露と関連があること
条件❷　交絡因子が疾病の危険因子（交絡因子と疾病発生に因果関係がある）であること
条件❸　交絡因子が曝露と結果との中間過程ではないこと，

の3つの条件が必要である（図3-5）。

　多くの疾病・健康事象では性と年齢は交絡因子として取り扱われる。また，喫煙習慣などの習慣，居住地，社会経済的要因（職業，収入，学歴），人種なども交絡因子になる可能性が高い。そのほかにも交絡因子は多数ある。交絡因子としてどのような因子があるのか，考えている交絡因子と結果との間に因果関係があるか，考えている交絡因子が中間過程でないかについては，過去の研究を調べたり専門知識に基づいて考える必要がある（図3-6）。調査する場合は，交絡因子の可能性があるデータも同時に収集しておくとよい。

# ▶ 5　限定

　高齢者が多い江木楽町で，50歳代の住民だけを健診対象者として実施したら，高齢者は健診することができない。この場合，健診結果において，高齢者は交絡因子とならない。

　限定は，研究計画段階で交絡因子を制御する方法で，交絡因子の1つの要因をもつ者のみに対象者をしぼる方法である。たとえば，交絡因子になりやすい性・年齢などの影響を除くために，「女性」，「30歳代以上」などのように対象を限定する。

限定は，単純で方法が容易であり，解釈が簡単である。しかし，結果は限定した集団にしか適応することができないため，ほかの集団などへ一般化するには外部妥当性が低くなるなどの問題がある。また，交絡因子が複数ある場合は，限定だけではコントロールすることはできない。

## "章のまとめ"

ススム

江木楽町と県の糖尿病者の割合を単純に有病率で比較すると，間違った結果になるところだったね。

アユミ

そうだね。人口構成が違う地域の比較の場合，層化や年齢調整して比較する，これが大切！
有病率以外の指標でも同じように調整できそうだよ。

ススム

人口構成が違う場合ってことなら，5年前と今年の江木楽町の健診結果を比べるときも，層化や年齢調整する必要があるのかな。

アユミ

確かに…。過去と人口構成が違っていて，年齢が交絡因子で，それにより原因と結果がゆがめられる，ってことは，交絡してるね！

交絡と交絡因子には気をつけないと…。
ススム

アユミ

ホント。年齢のほかに性とかも交絡因子だよ。

ススム

わー！注意しなくちゃ！

アユミ

今回，層化や年齢調整と解析段階で交絡因子を制御したけど，計画段階で制御する限定という方法もあるね。適切な方法を判断できるようにならないとね。

# 出生と寿命

町長から，現在作成している「健康えきがく21」の健康増進計画に，少子化の問題や健康寿命について含めてほしいという指示が来た。そこで，アユミとススムは，江木楽町の現状を調べるとともに，分析を行い，計画に追加することにした。

## アユミとススムの疑問①

ススム

町長に「江木楽町を子育てのしやすい町に。まずは少子化対策だ！」って言われたんだけど…。江木楽町って少子化なの？赤ちゃん訪問とか毎月結構な回数行っているし，そんなことないように思うけどなぁ。

少子化は，東桂保健所が管轄しているほかの町でも課題としてあがっているみたい。でも確かに，何を根拠に少子化っていえるんだろう…。

アユミ

# ▶1　人口動態統計（出生など）

　人口動態統計は，出生・死亡・婚姻・離婚・死産の5要素について，1年間の人口の動きが把握できる統計資料である。各自治体の計画策定や評価の際の基礎資料とされているため，地域の現状を知る際には最初に確認をしてほしい統計資料である（第1章2-B「人口動態統計の基本と動向」参照）。

## A 出生と人口再生産

　少子化かどうかを調べるには，町内で毎年どの程度子どもが生まれるか，生まれる子どもの数は年々減っているか，ほかの自治体と比べるとどうか，のように出生の動向をみることや，ほかの自治体との比較が重要である。

### 1. 出生率

　出生の動向をみる指標は**出生率**である。出生率は，年間の出生数を年央人口（10

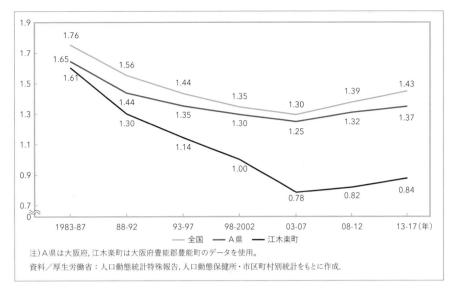

第4章 出生と寿命

注）A県は大阪府, 江木楽町は大阪府豊能郡豊能町のデータを使用。

資料／厚生労働省：人口動態統計特殊報告, 人口動態保健所・市区町村別統計をもとに作成.

**図4-1　合計特殊出生率の推移**

月1日時点の母集団の人口）で割ったもので, 人口1000人当たり, 何人子どもが生まれたか, を調べることができる。

　しかし出生率は人口の年齢構成を考慮していないので, 出産適齢期の若い世代が多い自治体は出生率が高く, 反対に若い世代が少ない自治体は出生率が低くなってしまう。そのため出生率を用いて, 単純にほかの自治体と比較をしてしまうと, 若い世代が少ない自治体は, 少子化が進んでいるようにみえてしまう。

　そこで用いる指標が**合計特殊出生率（粗再生産率）**である。合計特殊出生率は, 1人の女性が15〜49歳（再生産年齢）で産む子どもの数を示す指標であり, 15〜49歳の女性の, 年齢別出生率を足すことで求めることができる。

$$\Sigma = \frac{年齢別出生数}{年齢別の女性人口}$$

$$= \frac{15歳の女性が産む子どもの数}{15歳の女性の人口} + \frac{16歳の女性が産む子どもの数}{16歳の女性の人口} + \cdots \frac{49歳の女性が産む子どもの数}{49歳の女性の人口}$$

　また合計特殊出生率が**2.1**を切ると, 人口が減少するとされている。

　日本では, 2022（令和4）年の出生数が77万747人と人口動態統計の調査開始以来過去最少となり, 合計特殊出生率は1.26と低下傾向が続いている[1]（図4-1）。江木楽町の場合, 合計特殊出生率は1970年代を境に2.1を割っており, 現在0.82である。A県内でも江木楽町の合計特殊出生率は特に低く, 少子化が進んでいる自治体であることがわかった。

## 2. 人口再生産

　少子化を測る指標にはほかにも**総再生産率, 純再生産率**がある。**総再生産率**は, 15〜49歳の女性の, 年齢別の**女児**の出生率を足したもので, これが**1.0**を切ると人口が減少する。子どもを産むのは女性であるため, 今の世代で女児がどの程

度生まれているかで，将来の人口の増減が左右される。

　**純再生産率**は，15～49歳の女性の死亡率を考慮して総再生産率を計算したものである。これは，生まれた女児が子どもを産める年齢に達するまでに死亡する場合を考慮した指標であり，生まれた女児のうち，母親と同じ年齢まで成長できる数を示している（図4-2）。

　合計特殊出生率，総再生産率，純再生産率を合わせて「**人口再生産**」ということを，併せて覚えておいていただきたい。

**合計特殊出生率**(粗再生産率)：15～49歳の女性の年齢別出生率の合計

1人の女性が15～49歳の間に産む平均出生数

$$\sum_{\text{年齢}=15}^{\text{年齢}=49} \frac{\text{年齢別出生数}}{\text{年齢別の女性人口}} = \frac{15歳の女性が産む子供の数}{15歳の女性の人口} + \cdots + \frac{49歳の女性が産む子供の数}{49歳の女性の人口}$$

**総再生産率**：15～49歳の女性の年齢別の女児出生率の合計

1人の女性が15～49歳の間に産む平均女児数

$$\sum_{\text{年齢}=15}^{\text{年齢}=49} \frac{\text{年齢別女児出生数}}{\text{年齢別の女性人口}} = \frac{15歳の女性が産む女児の数}{15歳の女性の人口} + \cdots + \frac{49歳の女性が産む女児の数}{49歳の女性の人口}$$

**純再生産率**：15～49歳の女性の死亡率を考慮した上での
年齢別の女児出生率の合計

生まれた女児が，母と同じ年齢まで成長できる女児の数に相当

図4-2　人口再生産の概念図

---

## アユミとススムの疑問②

ススム

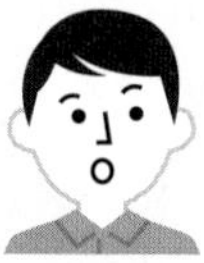

江木楽町って少子化がかなり進んでいるね。

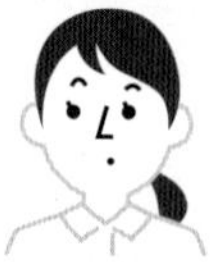

でも，どうしてこんなに進んでいるの？ 赤ちゃん訪問とかしていて，江木楽町の特徴だと感じたことってある？

アユミ

ススム

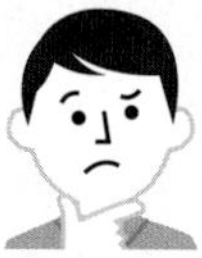

そうだなぁ。30代後半から40代で出産されたご家庭が多い印象があるよ。親御さんと暮らしてる人も割と多いかもしれない。

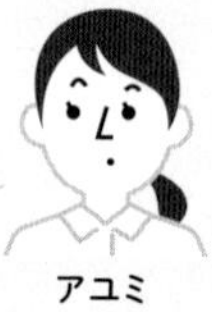

そっか…。人口動態統計で死産や結婚に関する項目が収集されているから，江木楽町の現状を併せてみてみようか。

アユミ

## B ▶ 死産, 周産期死亡

　**死産数**は, 妊娠満12週以降に死亡した子どもの数を指し, 人口動態統計では, 自然死産と人工死産を分けて把握することができる。年ごとの変化や, ほかの自治体と比較する際には, 死産数, 自然死産数, 人工死産数をそれぞれ出産数（出生数＋死産数）で割った, **死産率**, **自然死産率**, **人工死産率**を求めることが望ましい。

　**周産期死亡数**は, 妊娠22週以降の死産と生後1週間未満に死亡した子どもの合計であり, **周産期死亡率**は, 周産期死亡数を出生数と妊娠22週以降の死産数の合計で割ったものである。

　日本の死産率・周産期死亡率は年々低下傾向であり, 2022（令和4）年の死産率は19.3（出産千対）, 周産期死亡率は3.3（出産千対）である。

　江木楽町の死産率・周産期死亡率は, ともに全国と同様に低下傾向であり, 全国と同程度の値を示していた。全国の周産期死亡の原因は表4-1のとおりである。

## C ▶ 婚姻, 離婚

　婚姻率は1970（昭和45）年前後以降低下傾向にあり, 近年は横ばいからやや低下傾向で推移している。日本では2022（令和4）年の婚姻件数は50万4878件, 婚姻率は4.1であった。また初婚年齢が, 2022（令和4）年度では, 男性で31.1歳, 女性で29.7歳であり, 1985（昭和60）年と比較すると男性で2.9歳, 女性で4.2歳上昇している[2]。

　一方離婚率は, バブル崩壊後に増加を続け, 2002（平成14）年に過去最高に達したのち減少傾向に転じている。2022（令和4）年の離婚件数は17万9096組, 離婚率は1.47となっている。

　江木楽町の婚姻率・離婚率は全国と同じく低下傾向を示しており, A県のなかでも低い値を示していた。

表4-1　**周産期死亡の原因（2021年）**

| 子ども側 | 周産期に発生した病態 | 87.0% |
|---|---|---|
| | 先天奇形, 変形および染色体異常 | 12.1% |
| 母親側 | 母体に原因なし | 43.6% |
| | 現在の妊娠とは無関係の場合もあり得る母体の病態 | 27.4% |
| | 胎盤, 臍帯および卵膜の合併症 | 21.1% |

資料／厚生労働省：2021年人口動態統計（確定数）.

## アユミとススムの疑問③

アユミ

江木楽町では晩婚化や出産年齢の高齢化がみられているね。少子化対策に取り組むなら，育児支援に関するサービスの充実や不妊治療への支援も必要かも。江木楽町の支援体制も確認しておこうかな。

ススム

江木楽町って人口が決して多いわけではないし，人口が減らないように対策を取っていかないとだね。そういえばさ，「健康えきがく21」に，健康寿命に関する内容も含めるように町長から言われているんだ。

アユミ

国の健康日本21（第二次）でも掲げられている目標だよね。健康寿命ってよく聞く言葉だけど，寿命とどう違うんだろう。

# ▶ 2　平均寿命と健康寿命

**寿命**とは，生まれてから死亡するまでの期間のことを指す。江木楽町の正確な寿命を把握しようとした場合，少なくとも100年近く前に生まれた町民全員が何歳で死亡したかを，完全に把握する必要がある。現実問題としてそのようなデータを集めることは不可能であるため，代替となる指標を使用する必要がある。

## A ▷ 平均寿命

寿命に代わってよく使われる指標として**平均寿命**があげられる。平均寿命について知るうえでは，**生命表**，**平均余命**について理解をしておいてほしい。

### ❶ 生命表

**生命表**とは，現在の死亡状況が今後変化しないと仮定したとき，各年齢の者が1年以内に死亡する確率や，平均してあと何年生きられるかという期待値を，死亡率や生存数などの指標（生命関数）によって表したものである（表4-2）。

### ❷ 平均余命

**平均余命**とは，ある年齢の人があと何年生きることができるか，を表す期待値

表4-2　生命表の作成に必要な関数

| 生存数：$l_x$ | 10万人の出生数に対して，$x$歳まで生き残ると期待される人の数 |
|---|---|
| 死亡数：$d_x$ | $x$歳の生存者のうち，$x+n$歳に達しないで死亡する人の数 |
| 生存率：$_np_x$ | $x$歳に達した人が，$x+n$歳に達するまで生存する確率　　$_np_x=l_{x+n}/l_x$ |
| 死亡率：$_nq_x$ | $x$歳に達した人が，$x+n$歳に達するまでに死亡する確率　　$_nq_x=1-_np_x$ |
| 定常人口：$_nL_x, T_x$ | $_nL_x$：$x$歳の生存者が，$x+n$歳に達するまでの間に生存する年数の総和<br>$T_x$：$x$歳の生存者が，その後全員死亡するまで生存する年数の総和 |
| 平均余命：$\dot{e}_x$ | $x$歳の人がその後生存できると期待される年数　　$\dot{e}_x=T_x/l_x$ |

である。平均余命は生存数曲線をもとに考えると理解がしやすい。生存数曲線は，ある年に生まれた10万人が，年齢を重ねるごとにだんだんと死亡していき，最終的に0人となる過程を示すグラフである（図4-3）。

　ここで重要なのが定常人口$T_x$である。定常人口$T_x$は，死亡率が一定で，毎年10万人の出生があると仮定した場合，$x$歳の生存者$l_x$が，全員死亡するまでの年数の総和であり，生存数曲線下の$x$歳以降の面積に相当する。なお，$x$歳の生存者$l_x$が$x+n$歳に達するまでの間に生存する年数の総和を$x$歳以上$x+n$歳未満の定常人口$_nL_x$という。

　平均余命は，$x$歳の生存者が，それ以降に生存すると期待される平均年数であり，$x$歳以上の定常人口$T_x$を$x$歳時点の生存者数$l_x$で割ることで算出できる。それでは，0歳時点での平均余命を求めてみよう。これは，0歳時点での定常人口$T_0$を，0歳時点での生存者数10万人で割り算して求めることができる。つまり，0歳時点の生存者が何年生きられるか（＝寿命の平均値）を求めているといえる。

　0歳時点での平均余命＝平均寿命であることを覚えておいてほしい。

　厚生労働省が市区町村別生命表を2000（平成12）年から5年ごとに作成・公表

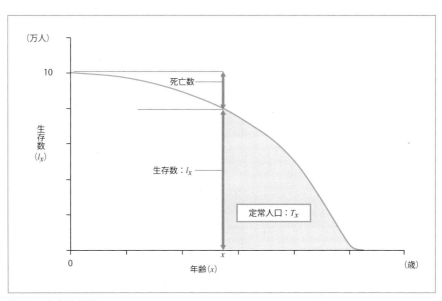

図4-3　生存数曲線

している。江木楽町のデータを確認したところ，江木楽町は平均寿命の延伸が続いており，A県のなかでも平均寿命が長い自治体であることがわかった。

## B ▷ 健康寿命

＊世界保健機関
World Health Organization:WHO

**健康寿命**は，2000年に世界保健機関＊が提唱した考えで，「ある健康な状態で生活することが期待される平均期間」のことを指す。つまり，人の生涯を健康な期間と不健康な期間に分け，ある集団内における健康な期間の平均を求めると，これが健康寿命の指標となる（図4-4）。

図4-4では江木楽町の町民A〜Dの4人の健康な期間と不健康な期間を示している。ここで気を付けて欲しいことは，不健康な期間は死亡の前だけに生じるのではない，ということである。町民Cさんは44歳の時に，健康障害を理由に不健康な状態となり，49歳で回復して健康な状態に戻ったが，その後，56歳で再び不健康な状態となり，63歳で死亡している。そのため，Cさんの生涯の不健康な期間は44〜49歳の5年と56〜63歳の7年の計12年として考えることになる。このように，人の生涯では，病気や怪我などによる不健康な期間が飛び飛びで生じることがある。それを踏まえたうえで，不健康な期間を求める必要があることに注意してほしい。

「ある健康な状態」とはどんな状態を指すのだろうか？「健康な期間と不健康な期間」はどのように分けたらよいのだろうか？

まず「ある健康な状態」から考えてみよう。日本では現在，健康な状態を**国民生活基礎調査**の回答結果をもとに測る方法と，**介護保険**の情報をもとに測る方法が示されている。国民生活基礎調査を使う測定方法では，健康な状態を，A：「日常生活に制限がない期間」もしくはB：「自分が健康であると自覚している期間」としてとらえており，介護保険の情報を使う測定方法では，健康な状態をC：「日常生活動作が自立している期間」としてとらえている。

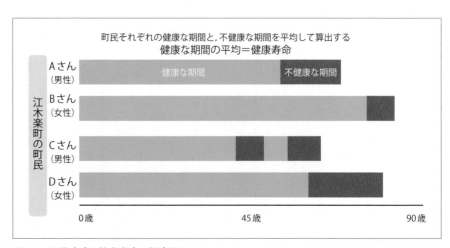

図4-4 **平均寿命と健康寿命の概念図**

次に、「健康な期間と不健康な期間の分け方」を「ある健康な状態」の測り方をもとに考えてみよう。まず、A：「日常生活に制限がない期間」は国民生活基礎調査の「あなたは現在、健康上の問題で日常生活に何か影響がありますか」の質問を用い、「ない」の回答を健康な状態、「ある」の回答を不健康な状態としている。B：「自分が健康であると自覚している期間」は、「あなたの現在の健康状態はいかがですか」の質問を用い、「よい」「まあよい」「ふつう」の回答を健康な状態、「あまりよくない」「よくない」を不健康な状態としている。また、C：「日常生活動作が自立している期間」は介護保険の要介護度2〜5を不健康（要介護）な状態、それ以外を健康（自立）な状態としている。

このようにして把握した不健康な状態と集団の死亡率、そして生命表を用いて健康寿命は算出することができる。厚生労働科学研究のWebページ「健康寿命のページ」では「健康寿命の算定プログラム」が公開されており、エクセルシートに必要な情報を入力することで健康寿命が自動的に算出される[3]〜[5]。各自治体の健康寿命を算出するときに使用できるため、一度気になる自治体の健康寿命を計算してみるとよいのではないだろうか。

健康寿命を算出する際に注意すべき点は、**異なる方法で求めた健康寿命どうしを比較することはできない**ことである。

**国民生活基礎調査**を使った方法では国・都道府県、**介護保険の要介護認定**に基づく方法では、国・都道府県・市区町村の健康寿命を求めることができる。厚生労働省は国民生活基礎調査に基づいた値を健康寿命としてとらえている。そのため、国・都道府県の健康寿命は国民生活基礎調査を、江木楽町の健康寿命は介護保険を用いて計算し、その値を単純に比較するといったことも起こり得る。

しかし、健康寿命の3つの算出方法では、健康・不健康な期間の測り方が大きく異なっている。異なる方法で求めた健康寿命どうしを比較しても問題はないのだろうか？ 図4-5は2010（平成22）年における日本全国の健康寿命を、3つの方法でそれぞれ求めたものである。方法が異なることで、算出される健康寿命の値が大きく異なることが見てとれる。

では、江木楽町の健康寿命とA県・国の健康寿命を比較したい場合、どのように健康寿命を計算するのが望ましいだろうか。考えてみてほしい*。

---

## COLUMN ▶ 国民生活基礎調査

国民が生活するうえでの基礎となる、保健・医療・介護・所得・福祉・年金などを世帯面から明らかにする調査である。国民生活の実態を客観的に示す統計であるため、各自治体の計画策定・運営などの基礎資料となる。厚生労働省が毎年実施しており、大規模な調査は3年に1度行われている。

＊答え
江木楽町・A県・国の健康寿命をすべて、介護保険の要介護認定に基づいた方法で求める。

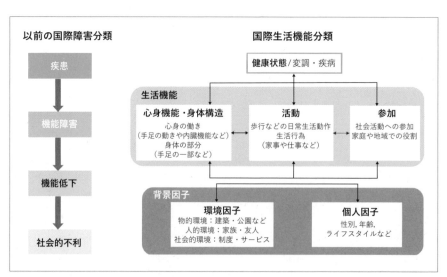

平均寿命
男性：79.64年, 女性：86.39年

A：国民生活基礎調査

| 日常生活に制限のない期間の平均 | 日常生活に制限のある期間の平均 |
|---|---|
| 男性：70.42年, 女性：73.62年 | 男性：9.22年, 女性：12.77年 |

B：国民生活基礎調査

| 自分が健康であると自覚している期間の平均 | 自分が健康でないと自覚している期間の平均 |
|---|---|
| 男性：69.90年, 女性：73.32年 | 男性：9.73年, 女性：13.07年 |

C：介護保険（要介護認定）

| 日常生活動作が自立している期間の平均 | 日常生活動作が自立していない期間の平均 |
|---|---|
| 男性：78.17年, 女性：83.18年 | 男性：1.47年, 女性：3.23年 |

■ 健康寿命　■ 不健康な期間

出典／健康寿命における将来予測と生活習慣病対策の費用対効果に関する研究班：健康寿命の算定方法の指針, 2012, p23-30をもとに作成.

図4-5　3つの方法による健康寿命の値の違い

# ▶ 3　国際生活機能分類

　日本の健康計画である健康日本21（第二次）には，「平均寿命の延伸」ではなく「健康寿命の延伸」が掲げられ，「**健康な期間**」に重きが置かれている。なぜ，健康な期間，健康寿命の延伸なのだろうか。

　この背景には，2001年に世界保健機関から提唱された「**国際生活機能分類**」[*]の概念がある。それ以前の概念である国際障害分類[*]は，「疾患の帰結（結果）に関する分類」で，負の側面に焦点があてられている（図4-6）。正の側面に焦点をあて，例えば障害があってもできることに注目したのが「健康の構成要素に関

＊国際生活機能分類
International Classification of Functioning, Disability and Health：ICF

＊国際障害分類
International Classification of impairments, Disabilities, and Handicaps：ICIDH

図4-6　国際障害分類と国際生活機能分類の概念図

する分類」の国際生活機能分類である（図4-6）。

　国際生活機能分類は，人が生きるうえでの一つ一つの活動を表す「**生活機能**」と，「生活機能」に影響する「**背景因子**」「**健康状態**」で構成される。「生活機能」は「心身機能・身体構造」「活動」「参加」の3つのレベルを包括した概念である。各レベルについて，何ができて何ができないか，日常的にどのように機能しているかの重要性に着目しており，国際生活機能分類の中心概念とされている。

　また，国際障害分類は疾患・障害があることに重きが置かれていたが，国際生活機能分類では，あらゆる健康状態を含んでおり，疾患・障害がある人などに特定されない，すべての人に関する分類となっている。

　国際障害分類から国際生活機能分類への変遷から，「健康」のとらえ方が変わってきていることがわかる。今までは「健康でないこと」に着目が置かれ，国際障害分類や健康でない状態も含んだ平均寿命に焦点が置かれていた。しかし，2000年以降，**不健康な状態と健康な状態，生活機能としてできることとできないこと，その両側面からとらえること**が，健康を考える際には重要となっている。

（第4章 出生と寿命）

---

## "章のまとめ"

ススム

少子化といっても，生まれた子どもの数だけで考えるんじゃなく，町民全体の数や，生む母親の年齢や人数も踏まえて考えることが必要だね。

そうだね。あと，亡くなる子どもや結婚・離婚，様々な方向からとらえることも計画策定には重要だったんだねぇ。

アユミ

ススム

いやぁ人口動態統計，侮れないね。こんなに幅広く，人口の動きが取れるなんて。

健康寿命も，何をもって健康な状態とするか，いくつもの考え方があるんだね。どんな健康寿命がみたいかを考えながら，測定のしかたを選んでいけるといいね。

アユミ

ススム

健康寿命を調べてみて思ったんだけどさ，健康な状態に目を向けるってポジティブでいいよね。

健康計画を考えるときだけじゃなく，住民と接するときにも，ここができない！ 不健康！ ばかりをみるんじゃなくて，できていること，健康を保てている・向上できているところにも目を向けて，保健師の仕事に取り組んでいきたいよね。

アユミ

### 引用文献

1） 厚生労働省：人口動態統計特殊報告：平成25年〜29年 人口動態保健所・市区町村別統計の概況.
2） 厚生労働省：令和4年（2022）人口動態統計月報年計（概数）の概況.
3） 前掲2）.
4） 平成24年度厚生労働科学研究費補助金 健康寿命における将来予測と生活習慣病対策の費用対効果に関する研究班：健康寿命の算定方法の指針，2012, p. 23-30．http://toukei.umin.jp/kenkoujyumyou/syuyou/kenkoujyumyou_shishin.pdf（最終アクセス日：2021/7/2）.
5） 厚生労働科学研究：健康寿命のページ．http://toukei.umin.jp/kenkoujyumyou（最終アクセス日：2021/7/2）

# 傷病発生の要因

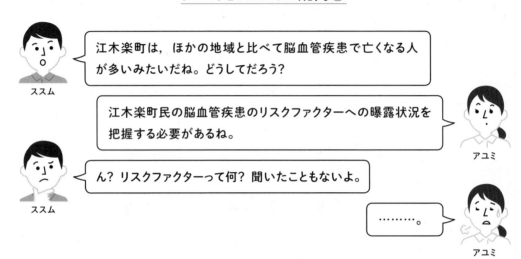

江木楽町　アユミとススムの保健統計

年齢構成の違いを加味して死亡統計を分析したところ，江木楽町は，脳血管疾患の標準化死亡比が高いことがわかった。さらなる分析や対策立案のために，どのような要因を考える必要があるか検討することになった。

アユミとススムの疑問①

ススム：江木楽町は，ほかの地域と比べて脳血管疾患で亡くなる人が多いみたいだね。どうしてだろう？

アユミ：江木楽町民の脳血管疾患のリスクファクターへの曝露状況を把握する必要があるね。

ススム：ん？ リスクファクターって何？ 聞いたこともないよ。

アユミ：……………。

# 1　曝露と疾病発生

## A ▷ 曝露

　ある健康事象が起こる原因と推定される因子を有していることを**曝露**という。性，年齢，性格，遺伝的素因などの内的な因子を**宿主要因**といい，生活習慣，気候，文化，教育などの外的な因子を**環境要因**という。

## B ▷ 危険因子と予防因子

　上記の曝露のうち，疾病発症の確率を高くする要因のことを**危険因子**（リスクファクター），疾病発生の確率を低くする要因のことを**予防因子**（防御因子）という。

### アユミとススムの疑問②

ススム

なるほど。江木楽町民の脳血管疾患のリスクファクターへの曝露状況を把握する必要があるね！

さっきからそう言ってるし…。

アユミ

ススム

横文字は苦手で。
で，脳血管疾患のリスクファクターってなんだろう。

うーん，どんな人が脳血管疾患になりやすいのかな。

アユミ

第5章　傷病発生の要因

# ▶2　主な疾患の疫学

## A ▶非感染性疾患と外因による死亡の危険因子

　第2次世界大戦後，日本の疾病構造は大きく変化し，感染症による死亡が減少し，非感染性疾患による死亡が増加している。日本人の主な死因には，喫煙，運動不足，塩分の高摂取，アルコール摂取などの生活習慣が大きくかかわっていることが明らかになっている（図5-1）。

## B ▶三大疾病の疫学

### 1. 脳血管疾患

　2022（令和4）年の脳血管疾患による死亡数は約10.7万人[1]で，日本人の死因の第4位であり，総死亡の6.8%を占めている。かつては日本人の死因の第1位であったが，近年は粗死亡率，年齢調整死亡率ともに低下傾向にある。2020（令和2）年の患者調査によると，わが国の脳血管疾患の総患者数は174万2000人であり，男女比はほぼ1：1である[2]。

　脳血管疾患（脳卒中）には，脳梗塞（55.2%），脳内出血（31.2%），クモ膜下出血（10.7%）などが含まれる。1960年代頃までは脳内出血が脳血管疾患のほと

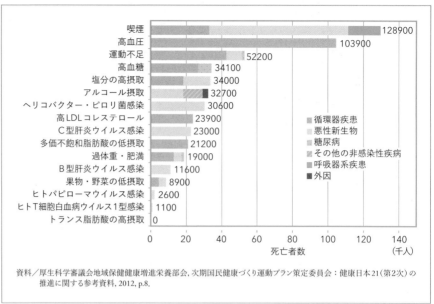

資料／厚生科学審議会地域保健健康増進栄養部会, 次期国民健康づくり運動プラン策定委員会：健康日本21（第2次）の
推進に関する参考資料, 2012, p.8.

図5-1　2007年のわが国における危険因子に関連する非感染性疾患と外因による死亡数（男女計）

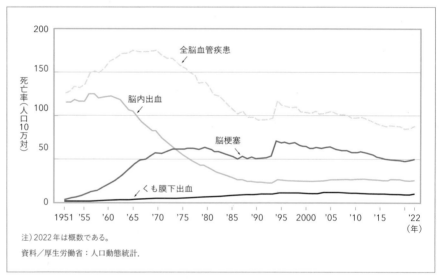

注）2022年は概数である。

資料／厚生労働省：人口動態統計.

図5-2　脳血管疾患の死亡率の推移

んどを占めていたが，その後，脳内出血による死亡率は低下し，現在では脳梗塞
が半数以上を占めている（図5-2）。

　脳血管疾患の原因となる主な危険因子として，高血圧，糖尿病，脂質異常症，
心房細動などの病態にくわえ，喫煙，多量飲酒，運動不足，過労・ストレスの蓄
積などの生活習慣が知られている[3]。

# 2. 心疾患（高血圧性を除く）

　2022（令和4）年の心疾患による死亡数は約23万3000人[4]で，日本人の死因

表5-1 虚血性心疾患の危険因子

| | |
|---|---|
| 1.年齢 | 6.耐糖能異常 |
| 2.冠動脈疾患の家族歴 | 7.肥満 |
| 3.喫煙 | 8.メタボリックシンドローム |
| 4.脂質異常症 | 9.慢性腎臓病(CKD) |
| 5.高血圧 | 10.精神的,肉体的ストレス |

出典／脳心血管病協議会脳心血管病予防に関する包括的リスク管理合同会議：脳心血管病予防に関する包括的リスク管理チャート2019年版について, 2019, p.1033をもとに作成.

の第2位であり，総死亡の14.8%を占めている。近年，粗死亡率は上昇傾向であるが，年齢調整死亡率は低下傾向にある。2020年の患者調査によると，わが国の心疾患の総患者数は305.5万人（男性176.3万人，女性129.2万人）であった[5]。

心疾患には，心筋梗塞や狭心症などの虚血性心疾患（31.4%），心不全（42.4%），慢性リウマチ性心疾患（0.9%）などが含まれる。近年，虚血性心疾患の死亡率は横ばいであるが，心不全の死亡率が上昇傾向にある。

虚血性心疾患の危険因子としては，高血圧，脂質異常症，耐糖能異常などの病態にくわえ，喫煙や精神的・肉体的ストレスの蓄積などの生活習慣が知られている（表5-1）。そのため，心疾患の予防のためには，身体活動，食生活，禁煙対策といった生活習慣への配慮が重要である。

## 3. がん

2022（令和4）年のがん（悪性新生物）による死亡数は約38.6万人[6]で，日本人の死因の第1位であり，総死亡の24.6%を占めている。近年，粗死亡率は上昇傾向であるが，年齢調整死亡率は低下傾向にある。

部位別の死亡数は，男性は肺，大腸，胃，膵，肝の順に多く，女性は大腸，肺，膵，乳房，胃の順に多い。一方，年齢調整死亡率は，男性は肺，大腸，胃，膵，肝の順に高く，女性は大腸，肺，膵，乳房，胃の順に高い。近年，膵，乳房（女

表5-2 各種がんの主な危険因子と予防因子（「確実」または「ほぼ確実」と評価されたもの）

| | | 全部位 | 肺 | 肝 | 胃 | 大腸 | 乳房 | 食道 | 膵 | 子宮頸部 | 頭頸部 | 膀胱 | 急性骨髄性白血病 |
|---|---|---|---|---|---|---|---|---|---|---|---|---|---|
| 喫煙 | | 確実↑ | 確実↑ | 確実↑ | 確実↑ | | | 確実↑ | 確実↑ | 確実↑ | 確実↑ | 確実↑ | ほぼ確実↑ |
| 受動喫煙 | | | 確実↑ | | | | | | | | | | |
| 飲酒 | | 確実↑ | | 確実↑ | | 確実↑ | | 確実↑ | | | | | |
| 肥満 | | | | ほぼ確実↑ | | ほぼ確実↑ | (閉経後)確実↑ | | | | | | |
| 運動 | | | | | | ほぼ確実↓ | | | | | | | |
| 感染症 | | | | (HBV,HCV)確実↑ | (ピロリ菌)確実↑ | | | | | (HPV16,18)確実↑ | | | |
| 糖尿病 | | | | ほぼ確実↑ | | | | | ほぼ確実↑ | | | | |
| 職業性アスベスト | | | ほぼ確実↑ | | | | | | | | | | |
| 食品 | 野菜 | | | | | | | ほぼ確実↓ | | | | | |
| | 果物 | | | | | | | ほぼ確実↓ | | | | | |
| | 食塩・塩蔵食品 | | | | ほぼ確実↑ | | | | | | | | |
| | コーヒー | | | ほぼ確実↓ | | | | | | | | | |
| | 熱い飲食物 | | | | | | | ほぼ確実↑ | | | | | |

資料／国立がん研究センター：科学的根拠に基づくがんリスク評価とがん予防ガイドライン低減に関する研究, がんのリスク・予防要因評価一覧 (ver.20170801)をもとに作成. https://epi.ncc.go.jp/files/can_prev/evaluation/index.html（最終アクセス日：2021/10/8）

性）などの年齢調整死亡率は上昇傾向にあるが，胃，肝などは顕著な低下傾向にある。

がんの危険因子・予防因子は，がんの部位によって異なる。特に，喫煙は多くのがんにとって確実な危険因子として知られている（表5-2）。

## C 高血圧

高血圧は，循環器疾患（脳血管疾患および心疾患）の最大の危険因子である。わが国では，高血圧者数は約4300万人と推定されており[7]，高血圧性疾患による年間死亡者数は約10000人である（2020年人口動態統計）。また，国民生活基礎調査によると，高血圧症での通院者率が男女とも最も高い[8]。

高血圧は，遺伝や環境要因が原因となる本態性高血圧と，疾病が原因で生じる二次性高血圧に分類される。高血圧の約90%は本態性高血圧である。

日本人の高血圧の特徴として，食塩摂取量の多さと肥満・メタボリックシンドロームの増加があげられる。高血圧の管理のための生活習慣の修正項目として，食塩制限，野菜・果物の積極的摂取，適正体重の維持，運動，節酒，禁煙が重要とされている[9]。

## D 糖尿病

糖尿病は，各種の循環器疾患のリスクを高め，数々の合併症を併発することでQOL*を損ねる。新規人工透析導入患者の原因疾患の第1位は，糖尿病性腎症である。わが国で糖尿病が強く疑われる者の割合は，2019（令和元）年の報告では男性19.7%，女性10.8%，累計1000万人[10]と推定されており，その割合は年代が上がるにつれ高くなる傾向にある。

糖尿病の危険因子として，加齢，家族歴，身体活動の低下，耐糖能異常，高血圧，脂質異常症などが知られている。

*QOL
Quality of Life
（生活の質）

## アユミとススムの疑問③

アユミ

高血圧や糖尿病といった病態がある人が脳血管疾患になりやすいみたい。

その背景には，喫煙や食塩の過剰摂取といった生活習慣が関係しているんだね。好ましくない生活習慣は，脳血管疾患だけじゃなくて，がんや心疾患などいろいろな病気のリスクファクターでもあるみたいだね。

ススム

アユミ

江木楽町民の生活習慣の現状ってどうなっているのかな。ほかの町の住民と何かが違うのかな。

# ▶3 生活習慣の現状

## A ▷ 栄養・食生活

　日本人の1日当たりの総エネルギー摂取量は，1970年代以降減少傾向であったが，近年はほぼ横ばいである。摂取している栄養素の構成も1970年代以降大きく変化しており，炭水化物は大きく減少，脂質は増加，たんぱく質は横ばいで過不足ない状況であった。しかし，近年は炭水化物，脂質，たんぱく質共に横ばいである[11]。

　野菜摂取量は過去10年間，男女とも横ばいである。性別でみると，男女とも高齢者ほど摂取量が多い傾向である。

　食塩摂取量の平均値はこの10年間，男性は減少傾向。女性は2009〜2015年は減少，2015〜2019年は増減はみられない。

## B ▷ 活動・運動

　厚生労働省は，ライフステージに応じた健康づくりのための身体活動を推進するため，健康づくりのための身体活動基準2013および健康づくりのための身体活動指針（アクティブガイド）2013を策定している。

　2019（令和元）年の国民健康・栄養調査では，運動習慣のある者（1回30分以

第5章 傷病発生の要因

上の運動を週2回以上実施し，1年以上継続）の割合は，男性33.4%，女性25.1%[12]であり，男性は横ばい，女性は減少傾向にある。男女とも，運動習慣のある者は60歳以上に多い傾向にある。1日の歩数の平均値は男性6793歩，女性5832歩であり，男女共に過去10年間で漸減傾向にある。

## C 休息・睡眠

　厚生労働省は，健康づくりのための睡眠指針2014を公表して，睡眠についての正しい認識と睡眠の質の向上を促している。睡眠で休養が十分にとれていない者の割合は21.7%[13]で，年々増加傾向にある。特に30代，40代でその割合が高い。

　入眠障害（なかなか寝つけない），中途覚醒（頻繁に目が覚める），早朝覚醒（朝早く起きてしまう）など，睡眠の質に問題が起こることを睡眠障害という。睡眠障害の結果として，起床時に熟睡感がない，日中の眠気が強いなどの症状がみられる場合は，睡眠時無呼吸症候群の可能性もある。

## D 飲酒

　2019（令和元）年の飲酒習慣のある者（週に3回以上，飲酒日1日当たり1合以上）の割合は男性33.9%，女性8.8%[14]で，男性は60歳代，女性は50歳代の割合が最も高い。適量を超えた飲酒は各種のがん，アルコール依存症，肝障害などの危険因子である。特に未成年者は健康影響を受けやすく，わが国では未成年者飲酒禁止法によって20歳未満の飲酒が禁止されている。生活習慣病のリスクを高める飲酒量は，純アルコール摂取量で男性40g/日以上，女性20g/日以上とされている。生活習慣病のリスクを高める量を飲酒している者の割合は，男性14.9%，女性で9.1%[15]であり，近年は横ばい傾向にある。

## E 喫煙

　現在習慣的に喫煙している者（毎日吸っているまたは時々吸う日がある）の割合は，2019（令和元）年では男性が27.1%，女性が7.6%[16]であり，男女とも年々低下傾向にある。40歳代〜50歳代の中年層で喫煙している者の割合が高く，高齢者ほど低い傾向にある。近年は新型たばこ（電子たばこや加熱式たばこ）の使用者が増加してきている。

　日本の喫煙率は，ほかの先進諸国と比較すると男性は高率であるが，女性は低率である。国民1人当たりのたばこ年間消費量は先進国のなかで最多である。

　受動喫煙（自分以外の人が吸っていたたばこの煙を吸う機会）を有する者の割合は，飲食店で29.6%と最も高く，次いで路上と遊技場が27.1%，職場26.1%となっ

ている。

　現在習慣的に喫煙している者のうち，男性で24.6%，女性で30.9%がたばこを
やめたいと考えている。そのため，喫煙者に対する禁煙サポートの推進が重要な
課題となっている。

# ▶ 4　そのほかの疾病

## A ▷ 母性関連疾患

　母性関連疾患とは，妊娠や出産にかかわる病態や疾患であり，流産，死産，妊
産婦死亡，周産期死亡などに影響する。2022（令和4）年のわが国の死産数（妊
娠12週以後の死児の出産）は約1万5000件（自然死産7000件，人工死産8000件）
である[17]。

### 1. 不妊症

　不妊症は，通常の生殖活動を経ても1年以上妊娠が成立せず，何らかの医学的
介入を必要とするものと定義される。不妊症の危険因子として，女性では加齢，
子宮内膜症，子宮筋腫，卵巣機能不全，性感染症，喫煙，やせ，肥満など，男性
では停留睾丸術後後遺症，精巣炎，糖尿病，精巣機能低下などが知られている。

### 2. 不育症

　不育症は，妊娠はするが，流産や死産を繰り返し，出産に至らないものと定義
される。不育症の原因は，子宮形態異常が7.8%，甲状腺の異常（機能亢進症も
しくは機能低下症）が6.8%，両親のどちらかの染色体異常が4.6%，抗リン脂質
抗体陽性が10.2%，凝固因子異常として第XII因子欠乏症が7.2%，プロテインS欠
乏症が7.4%と報告されている。

## B ▷ 小児疾患

　小児の死亡原因は年齢によって大きく異なる。2022（令和4）年の人口動態統
計では，1～4歳は先天奇形が23.0%で最多である[18]。5歳以降ではがんが多く，
5～9歳の28.6%（死因の1位），10～14歳の19.9%（死因の2位）を占める。小
児がんの種類としては，白血病，脳腫瘍，悪性リンパ腫などが多い。

## C ▶ 精神疾患

2020（令和2）年患者調査によると，精神疾患の患者数が最も多いのは，入院では統合失調症，統合失調症型障害および妄想性障害（60.4%），外来では気分（感情）障害（躁うつ病を含む）（34.3%）である[19]。2021（令和3）年の精神疾患による入院形態は，任意入院が49.1%，医療保護入院が49.8%である。

## D ▶ 難病

難病は，①発病の機序が明らかでない，②治療法が確立していない，③希少な疾患，④長期の療養を必要とする，という要件を満たす疾患と定義される（難病の患者に対する医療等に関する法律（［難病法］）。

難病の一部は指定難病として医療費助成の対象となっている（2021［令和3］年11月時点で338疾病）。2020（令和2）年に特定医療費（指定難病）受給者証の交付件数が多い疾患は，1位がパーキンソン病（14.2万件），2位が潰瘍性大腸炎（14.1万件），3位が全身性エリテマトーデス（6.4万件）である（2020年衛生行政報告例）。

## E ▶ 事故

交通事故，窒息，溺死および溺水など，急激かつ偶然な外因の事故を不慮の事故という。2022（令和4）年の不慮の事故による死亡数は約4.3万人[20]で，死因の第7位である。不慮の事故は交通事故とそれ以外に大別される。交通事故による死亡数は約3500人で，過去20年間減少傾向にある。交通事故以外で最も多いのは転倒・転落・墜落で約1万200人，次いで窒息で約8000人である。年齢階級によって構成割合が大きく異なるため，年齢階級別の予防対策が重要である。

## F ▶ 環境因子による疾患

環境の保全上の支障のうち，事業活動そのほかの人の活動に伴って生ずる相当範囲にわたる①大気の汚染，②水質の汚濁，③土壌の汚染，④騒音，⑤振動，⑥地盤の沈下，⑦悪臭によって，人の健康または生活環境に係る被害が生ずることを，公害という（環境基本法第2条）。上記の7つの要因による公害を典型7公害という。

わが国において公害による疾病が公衆衛生上の問題となったのは，高度成長期時代の1950年代後半から1970年代にかけてである。特に，イタイイタイ病（富

山県神通川下流流域で発生した鉱山廃水中のカドミウムによる水質汚濁），水俣病（熊本県水俣湾沿岸で発生した工業廃水中のメチル水銀による水質汚濁）および新潟水俣病（新潟県阿賀野川流域で発生した工業廃水中のメチル水銀による水質汚濁），四日市ぜんそく（三重県四日市市で発生した二酸化硫黄を含む工場排煙による大気汚染）は，4大公害事件として広く知られている。

## G ▶ 歯・口腔

口腔内にある自分自身の歯の本数は，年齢が高いほど少なくなる傾向にある。2022（令和4）年，80歳で20本以上の歯を有する「8020（ハチマルニイマル）」を達成している者の割合は51.6%[21]であり，2011（平成23）年の38.3%から上昇している。

歯が失われる要因は，う歯（歯牙そのものの疾患）と歯周病（歯肉，歯根膜，歯槽骨の炎症）が約90%を占める。小学校の健康診断の被患率が最も高いのは，う歯である。歯の喪失を予防するための歯科保健行動には，口腔清掃行動（ハミガキ，フッ素化合物の塗布など），受診受療行動（歯科検診の受診など），摂食行動（甘味飲食物の制限など）がある。成人の過去1年間に歯科検診を受けた割合は58.0%[22]であり，経年的に上昇している。

## "章のまとめ"

アユミ

日本全体では，喫煙率は低下傾向なのに，現在の江木楽町民の喫煙率はずいぶん高いままみたいだね。

食塩摂取量も日本全体では下がってきているのに，江木楽町の食塩摂取量はすごく多いよね。

ススム

アユミ

だから江木楽町民に高血圧の人が多いのかもしれないね。こんな風に疾患のリスクファクターへの曝露がほかの地域より多いのか少ないのかがわかれば，どこを改善していけばいいのかわかるね。

## 引用文献

1） 厚生労働省：令和4年（2022年）人口動態統計月報年計（概数）の概況.
2） 厚生労働省：令和2年（2020）患者調査の概況.
3） Mindsガイドラインライブラリ，脳卒中Minds版やさしい解説．https://minds.jcqhc.or.jp/n/pub/3/pub0081/G0000797/0011（最終アクセス日：2021/10/8）
4） 前掲1）.
5） 前掲2）.
6） 前掲1）.
7） 日本高血圧学会ガイドライン作成員会：高血圧治療ガイドライン2019，ライフサイエンス出版，2019.
8） 厚生労働省：2019年国民生活基礎調査の概況.
9） 前掲7）.
10） 厚生労働省：令和元年国民健康・栄養調査結果の概要.
11） 前掲10）.
12） 前掲10）.
13） 前掲10）.
14） 前掲10）.
15） 前掲10）.
16） 前掲10）.
17） 前掲1）.
18） 前掲1）.
19） 前掲2）.
20） 前掲1）.
21） 厚生労働省：令和4年歯科疾患実態調査結果の概要．https://www.mhlw.go.jp/content/10804000/001112405.pdf（最終アクセス日：2023/11/2）
22） 前掲21）.

# ▶ 第 6 章

## 全国と地域の状況

## 江木楽町　アユミとススムの保健統計

江木楽町の健康課題やその要因を検討するなかで，全国や県の統計も調べて，それら
を比較する必要があるのではないかという話が出た。そこで，種々の統計を検討する
ことになった。

### アユミとススムの疑問①

ススム

全国や県の統計調査の結果はどこから入手できるんだろう？
インターネットで簡単に見つけることはできそうだけど。

でも，ただ見つけたものを使えばいいってものじゃないよね。
江木楽町の結果と比較するには，より正確な情報を利用した
いし。

アユミ

ススム

確かにそうだね。信頼できる調査はどこにあるんだろう。

そういえば，基幹統計には保健・医療に関する調査もあった
よね？まずはそこから調べてみない？

アユミ

・・・検索・・・

ススム

うわ～，基幹統計ってたくさんあるんだね。しかも，基幹統
計以外にも国や県が行っている保健・医療に関する調査は
いっぱいあるよ。国民健康…？国民生活…？
う～ん，似ているような，似ていないような…。どれも大事そ
うだけど，何が違うのかな。

## ▶1　基幹統計の基本

　国の行政機関が作成する統計のうち，総務大臣が指定する特に重要な統計は**基
幹統計**として位置づけられる。2021（令和3）年1月現在，53の基幹統計が指定
されており，それぞれの統計調査で調査方法や調査項目が異なる（表6-1）。調査
方法には，全数調査（悉皆調査）か，標本調査か，毎年実施するのか，隔年なのか
といった違いがある。調査する項目によって，その統計調査で報告される指標が決

表6-1　主な基幹統計や公的統計

| | 調査名称 | 形式 | 間隔 | 内容 |
|---|---|---|---|---|
| 人口 | 人口静態調査（国勢調査） | 全数 | 5年 | 性別，年齢，配偶者有無，国籍，就業の有無，など |
| | 人口動態調査 | 全数 | 毎年 | 出生，死亡，死因，死産，婚姻，など |
| 医療・保健衛生 | 患者調査 | 全数 | 3年 | 推計患者数，受療率，平均在院日数，重症度別患者数，など |
| | 医療施設調査 | 標本 | 3年 | 医療機関の名称・所在地，病床数，開設・閉鎖数，など |
| | 地域保健・健康増進事業報告 | 全数 | 毎年 | 母子保健，健康増進，歯科保健，精神保健福祉，衛生教育，職員の設置状況，など |
| | 衛生行政報告例 | 全数 | 毎年 | 精神障害者申請や措置入院・退院の状況，医療法人に対する指導・監督状況，准看護師免許交付数，不妊手術件数，など |
| | 医師・歯科医師・薬剤師統計 | 全数 | 2年 | 性，年齢，業務の種別，従事場所（市町村），診療科別の人数，など |
| 健康増進・生活習慣 | 国民生活基礎調査 | 標本 | 毎年 | 世帯の構成，医療保険の加入状況，年金の加入状況，世帯収入，介護の有無，など |
| | | | 3年 | 自覚症状，通院，日常生活への影響，悩みやストレスの状況，喫煙の状況，健康診断・がん検診などの受診状況，要介護度の状況，介護が必要となった原因，介護サービスの利用状況，貯蓄高，借入金残高，など |
| | 国民健康・栄養調査 | 標本 | 毎年 | 身長・体重，栄養摂取，生活習慣（喫煙，飲酒，身体活動），など |
| | 歯科疾患実態調査 | 標本 | 5年 | 歯や口の状況など |
| | 社会生活基本調査 | 標本 | 5年 | 生活時間の配分（ワークライフバランス），生活行動（余暇中の行動），など |
| 社会福祉・介護・高齢者福祉 | 福祉行政報告例 | 全数 | 毎年 | 身体障害者手帳交付数，自立支援医療の支給認定件数，療育手帳交付数，老人ホーム施設数，入所者数，など |
| | 介護サービス施設・事業所調査 | 全数/標本* | 毎年 | 施設名，所在地，定員，開設・経営主体，在所（院）者数，居室などの状況，従事者数，など |
| | 介護保険事業状況報告 | 全数 | 毎年 | 第1号被保険者数，要介護（要支援）認定者数，居宅介護サービス受給者数，など |
| | 生活のしづらさ等に関する調査（全国在宅障害児・者等実態調査） | 標本 | 5年 | 障害の状況・原因，障害者手帳の種別，障害福祉サービスなどの利用状況，障害福祉サービスなどの希望，など |
| 経済 医療 | 国民医療費 | − | 毎年 | 国民医療費の状況，診療種類別国民医療費，傷病分類別医科診療医療費，都道府県別国民医療費，など |
| その他 | 学校保健統計調査 | 標本 | 毎年 | 身長・体重，栄養状態，脊柱・胸郭・四肢の状態，視力，聴力，う歯，その他の疾病・異常の有無，など |

　基幹統計調査

＊施設・事業所の種類及び調査項目によって異なる。

資料／総務省：政府統計の総合窓口 e-Stat, https://www.e-stat.go.jp/（最終アクセス日：2021/7/2）

まり，たとえば，推計患者数と通院者率はそれぞれ別の基幹統計調査から公表される。

　保健政策の計画・実施・評価には正確な統計情報が必要不可欠であり，基幹統計はその土台である。また，基幹統計を中心として，そのほかの国の行政機関や都道府県・市町村などが作成する統計（公的統計）が整備されている。それぞれの調査方法，調査項目を理解することで，適切な統計調査の活用が促進される。

## アユミとススムのコメント①

ススム

調査の目的が違うから，こんなにたくさんの統計調査が行われているんだね。

そうだね。それに合わせて調査の方法も違ってくるんだね。

アユミ

ススム

江木楽町の住民の健康の状況を知るために，基幹統計や公的統計を使って全国や都道府県と比較できそうだね。

次は，どんなときにどの統計調査を活用できるか，みていこう。

アユミ

次からは，保健・医療，生活環境・生活習慣，医療経済で特に重要な基幹統計調査およびその他の公的統計を紹介する。なお，基幹統計調査や公的統計の概要および結果は「政府統計の総合窓口 e-Stat」から閲覧することができる。

# ▶ 2　医療・福祉に関する統計データ

医療施設を受診する患者の数や，どのような疾患で受診しているのか，といった情報は地域住民の健康状況を知るために必要不可欠だろう。さらに地域の医療・保健衛生サービスの需要に対する施設側の提供体制を把握するための情報も重要である。ここからは，医療・保健衛生サービスを必要とする患者や地域住民，医療・保健衛生サービスの実態の把握などに重要な統計を紹介する。

## A ▷ 患者調査

**＊平均在院日数**
患者が入院から退院するまでの期間の平均。病床の利用状況の指標として用いられる。

**＊二次医療圏**
一般的な入院医療の病床を整備する地域的単位。保健所管内の区域と同じ場合も多い。

医療施設（病院および診療所）を利用する患者の傷病状況などの実態を明らかにすることを目的として，厚生労働省により3年に一度実施される。層化無作為抽出された医療施設を対象として，入院および外来患者については，10月中旬の3日間のうちいずれか1日に受診した患者，退院患者については，前月である9月中に退院した患者について調査する。調査項目は患者の性・年齢，傷病名，診療科，在院日数などで，これらの情報から，**推計患者数，受療率，平均在院日数**＊などが推計される。これらの指標は都道府県や二次医療圏＊別にも推計さ

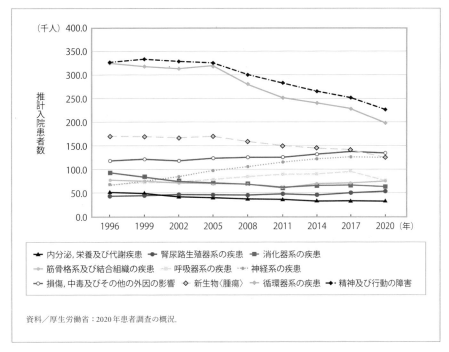

資料／厚生労働省：2020年患者調査の概況.

**図6-1　傷病分類別にみた推計入院患者数の推移（1996年〜2017年）**

れている。

　推計入院患者数を傷病分類別にみると，「精神及び行動の障害」「循環器系の疾患」「損傷，中毒及びその他の外因の影響」の順に多い。これらのうち，「精神及び行動の障害」「循環器系の疾患」の入院患者数は近年減少がみられる（図6-1）。

　推計外来患者数は，「消化器系の疾患」「健康状態に影響を及ぼす要因及び保健サービスの利用」「筋骨格系及び結合組織の疾患」の順に多い。「消化器系の疾患」にはう蝕，歯肉炎および歯周疾患が含まれており，それらが約6割を占める。

## B ▷ 医療施設調査

　医療施設（病院および診療所）の分布や整備の実態，医療施設の診療機能を明らかにすることを目的として，厚生労働省により実施される。医療施設調査には医療施設の開設・廃止の把握を目的とした**医療施設動態調査**，医療施設の詳細な実態の把握を目的とした**医療施設静態調査**がある。医療施設動態調査は医療施設から提出される開設・廃止・変更などの届け出に基づき毎月実施される。医療施設静態調査は3年に一度10月1日に実施され，調査時点で開設しているすべての医療施設を対象として，所在地，診療科目，患者数，従事者数，病床数，診療および検査の実施状況などについて調査する。医療施設調査から全国や都道府県別，二次医療圏別，市区町村別に人口10万人当たりの病床数などが計算されている（図6-2）。

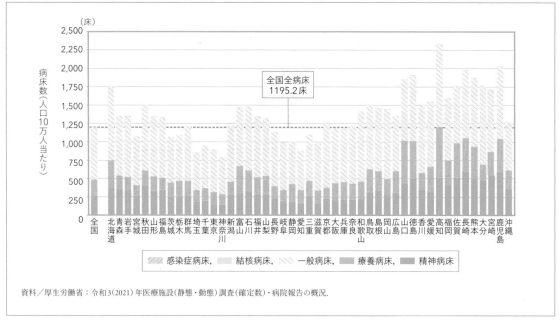

**図6-2　都道府県別にみた人口10万人当たりの病床数**

資料／厚生労働省：令和3（2021）年医療施設（静態・動態）調査（確定数）・病院報告の概況.

## C ≫ 地域保健・健康増進事業報告

　地域住民の健康の保持・増進のために，保健所および市区町村ごとの地域特性に応じた保健施策の展開などを把握することを目的に，厚生労働省により実施される。全国の保健所および市区町村が，地域保健事業に関する項目（母子保健，健康増進，歯科保健，精神保健福祉，衛生教育，職員の設置状況など），健康増進事業に関する項目（健康教育，健康診査，訪問指導，がん検診など）を厚生労働省に報告する。これらの報告は年度ごとに集計され，結果は地域保健施策の効率的・効果的な推進のために活用されている。

## D ≫ 衛生行政報告例

　各都道府県，指定都市および中核市における衛生行政の実態把握を目的として厚生労働省により実施される。調査の対象である都道府県，指定都市，中核市は，精神保健福祉（精神障害者申請や措置入院・退院の状況，精神障害者保健福祉手帳交付数，精神保健福祉センターにおける相談数など），栄養（栄養士・調理師免許交付数，給食施設数など），衛生検査（衛生検査数，衛生検査機関における機器設備状況など），生活衛生（ホテル・旅館などの営業数，理容所・美容所の施設数など），食品衛生（食品関係の営業施設数など），医療（医療法人に対する指導・監督状況，立入検査数，准看護師の免許交付数など），薬事（薬局及び登録販売者数など），母体保護（不妊手術件数，人工妊娠中絶件数など），難病・小

児慢性特定疾病（特定医療費（指定難病）受給者証所持者数など）等に関連する事項を厚生労働省に報告する。これらの報告をもとにした集計結果は**健やか親子21**などに利用されている。一部の都道府県は，ホームページや年報の冊子などで市町村単位の結果を公表している。

# ▶3 健康増進・生活習慣に関する統計データ

生活習慣病は，今や国民の健康な暮らしをおびやかす最大の要因となっている。その多くは，不健全な生活と大きく関連し，生活習慣の改善で予防が可能である。生活習慣の改善といった健康増進対策を行ううえで，国民の生活習慣や生活環境の実態を把握することは極めて重要である。現在の課題の明確化，実施した対策の評価には必要不可欠であろう。そのため，国民の健康増進にかかわる生活習慣を把握するための基幹統計・公的統計が多く存在する。

## A ▷ 国民生活基礎調査

国民の生活実態を明らかにすることを目的として，厚生労働省により毎年実施される。**層化無作為抽出**された地区内の世帯およびその構成員を調査対象として，世帯の状況（世帯の構成，医療保険の加入状況，年金の加入状況など），所得（所得額，課税額，生活意識の状況など）に関する事項を調査する。3年に一度の大規模調査では，上記の項目に加えて，健康（自覚症状，通院，日常生活への影響，悩みやストレスの状況，喫煙の状況，健康診断・がん検診等の受診状況など），介護（要介護度の状況，介護が必要となった原因，介護サービスの利用状況など），貯蓄（貯蓄高，借入金残高など）に関する事項も調査している。国民生活基礎調査では，健康に関する項目への回答から**有訴者率**\*，**通院者率**\*が求められる（図6-3）。これらの指標は都道府県別，政令指定都市別にも推計されている。

有訴者率を性別にみると，女性のほうが高い傾向にある。年齢階級別にみると，男女とも10〜19歳で最も低く，年齢が高くなるにしたがって上昇する。通院者率も同様に，男性では20〜29歳，女性では10〜19歳が最も低く，年齢が高くなるにしたがって高くなる傾向がある。

症状別には，腰痛，肩こりで有訴者が多く，傷病別の通院者率は男女とも高血圧症で最も高い（表6-2）。

\* **有訴者率**
症状のある人の割合。

\* **通院者率**
通院している人の割合。

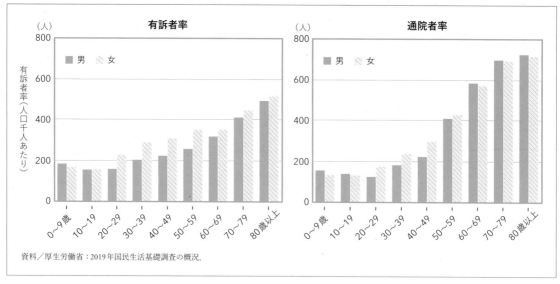

資料／厚生労働省：2019年国民生活基礎調査の概況.

図6-3　性・年齢階級別にみた有訴者率および通院者率（2019年）

表6-2　性別にみた有訴者率および通院者率の上位3症状（2019年）

| | | 有訴者率 | 通院者率 |
|---|---|---|---|
| **男性** | 第1位 | 腰痛<br>（91.2） | 高血圧症<br>（129.7） |
| | 第2位 | 肩こり<br>（57.2） | 糖尿病<br>（62.8） |
| | 第3位 | 鼻がつまる・鼻汁が出る<br>（49.7） | 歯の病気<br>（49.2） |
| **女性** | 第1位 | 肩こり<br>（113.8） | 高血圧症<br>（122.7） |
| | 第2位 | 腰痛<br>（113.3） | 脂質異常症<br>（62.5） |
| | 第3位 | 手足の関節が痛む<br>（69.9） | 眼の病気<br>（60.9） |

注1）複数回答
注2）（）内は有訴者率（人口千人対）を示す。
資料／厚生労働省：2019年国民生活基礎調査の概況.

## B ▶ 国民健康・栄養調査

※ 健康増進法
国民の健康増進と生活習慣病予防を目的として，2002年に公布された。

　国民健康・栄養調査は**健康増進法**※に基づき，国民の身体や栄養，生活習慣に関する状況を把握することを目的として，厚生労働省により毎年実施される。国民生活基礎調査の調査区から層化無作為抽出した300区域内の世帯および世帯員を対象として，身体状況（身長，体重，腹囲，血圧，血液検査，薬の使用の有無，糖尿病指摘・治療の有無など），栄養摂取状況（世帯状況，食事状況，食物摂取状況，身体活動量など），生活習慣（食生活，身体活動，睡眠，飲酒，喫煙，歯

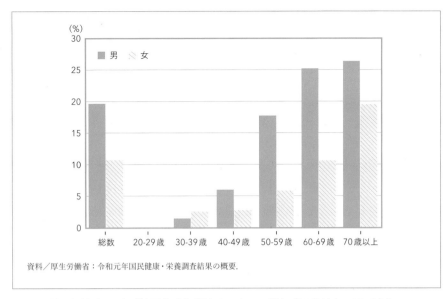

資料／厚生労働省：令和元年国民健康・栄養調査結果の概要．

**図6-4　性・年齢別にみた「糖尿病が強く疑われる者」の割合（20歳以上，2019年）**

の健康など）に関する項目を調査する。4年に一度の拡大調査の際は国勢調査の調査区から475区域を抽出して，調査を行う。国民健康・栄養調査では，毎年実施する基本項目にくわえ，毎回重点項目が設定され，その状況が報告される。2019（令和元）年の報告では，社会環境の整備を重点項目として，健康的な食習慣や運動習慣の定着に妨げになる点，食生活や運動習慣に影響を与えている情報源，非常用食料の用意の状況などが調査されている。

**＊糖尿病が強く疑われる者**

ヘモグロビンA1cの測定値がある者のうち，ヘモグロビンA1c（NGSP）値が6.5％以上（2007年まではヘモグロビンA1c（JDS）値が6.1％以上），βまたは「糖尿病治療の有無」に「有」と回答した者。

「糖尿病が強く疑われる者」＊の割合（20歳以上）は女性より男性で高い（第5章2-D「糖尿病」参照）。また，高齢になるほど高い傾向にあり，70歳以上では男性の約26％，女性の約20％が当てはまる（図6-4）。直近10年間で大きな変化はない。

## C ▶ 社会生活基本調査

生活時間の配分や余暇時間における活動状況など，国民の社会生活の実態を明らかにすることを目的として，総務省により5年ごとに実施される。対象は無作為に抽出された世帯の10歳以上の構成員である。社会生活基本調査では，1日の生活行動別平均時間，時間帯別の生活行動の状況や主な生活行動の平均時刻に関する項目，スポーツ活動，学習・研究活動，趣味・娯楽活動，ボランティア活動および旅行・行楽の状況に関する項目を調査する。これらの情報から，労働や睡眠，余暇に費やす時間を把握することができ，ワーク・ライフ・バランスの推進に向けた活用が期待される。

# ▶4 社会福祉・介護・高齢者福祉に関する統計データ

　高齢化が進む中，福祉・介護に対するニーズは高まっており，さらにその多様性への対応も求められている。このような状況において，高齢者や体に不自由のある住民の生活の状況，生活に関連する支援のニーズを把握する必要がある。また，住民側の実態把握だけでなく，住民へ保健・福祉サービスを提供する立場である地方自治体にも着目し，その活動の実態を調査することも効率的な保健施策のために重要である。ここでは，地方自治体が保健・福祉に関する活動の実態を報告したデータに基づく統計報告ついて紹介する。

## A 福祉行政報告例

　各都道府県，指定都市および中核市における社会福祉行政の実態を数量的に把握し，明らかにすることを目的として，厚生労働省により実施される。衛生行政報告例と同様に調査の対象は都道府県，指定都市，中核市であり，これらの報告をもとに結果が集計されており，健やか親子21などに利用されている。おもな調査事項は，身体障害者福祉（身体障害者手帳交付数など），障害者総合支援（自立支援医療の支給認定件数など），特別児童扶養手当（障害児福祉手当等の認定数など），知的障害者福祉（療育手帳交付数など），老人福祉（老人ホーム施設数，入所者数など），児童福祉（児童相談対応件数，一時保護児童数，保育所件数，在所者数など），児童扶養手当（児童扶養手当受給資格者数など）などである。障害児福祉手当等については毎月，身体障害者手帳交付などについては毎年，調査が行われている。

## B 介護サービス施設・事業所調査

　介護サービスの提供体制や提供内容の把握を目的として，厚生労働省により実施されている。介護サービス施設・事業所調査には基本調査，詳細調査，介利用者調査がある。基本調査は都道府県を対象とし，介護保険制度におけるサービスを提供する介護保険施設・事業所（以降，施設・事業所）の全数を調査する。調査事項は施設所在地，活動状況，定員などである。詳細調査は全国の施設・事業所から層化抽出した施設・事業所＊に開設・経営主体，在所（院）者数，利用者数，居室等の状況，従事者数などを調査する。利用者調査は全国から抽出された介護保険移設の所在者および抽出された訪問看護ステーションの利用者の要介護度，認知症高齢者の日常生活自立度，障害高齢者の日常生活自立度（寝たきり度）な

＊訪問介護，通所介護，居宅介護支援事業所及び介護予防支援事業所以外は全数調査。

どを調査している。利用者調査は3年に一度，その他は毎年調査される。似た統計として，介護給付費等実態統計もある。これは介護保険総合データベースに蓄積されている都道府県国民健康保険団体連合会の審査したすべての介護給付費明細書，介護予防・日常生活支援総合事業費明細書などを集計したものである。

## C ▶ 介護保険事業状況報告

介護保険事業の実施状況を把握することを目的として，厚生労働省により実施される。介護保険の保健者である市町村および特別区が集計事項を都道府県に報告し，報告を受けた都道府県が厚生労働省に報告する。主な集計事項は，第1号被保険者数，要介護(要支援)認定者数，サービス受給者数，保健給付費などである。これらの報告をもとに集計された介護保険事業状況報告は，2000年に創設された介護保険制度が今後円滑に運営されるための基礎資料である。

## D ▶ 生活のしづらさ等に関する調査(全国在宅障害児・者等実態調査)

在宅の障害児・者の障害の状況や日常生活の状況，ニーズを把握することを目的として，厚生労働省により5年ごとに実施される。調査は全国の約2400の国勢調査区に居住する居住する在宅の障害児・者，難病患者や，長引く病気やけがなどにより生活のしづらさがある者を対象としている。調査事項は，障害の状況，障害の原因，日常生活の支障の状況，年齢別・障害の種類別・程度別人数，介助の状況，外出の状況といった本人の状況に関する事項とともに，障害福祉サービスなどの利用状況など,その時利用しているサービスや,今後利用を希望するサービスについても調査している。

# ▶ 5　医療経済統計の基本と動向

医療と経済は密接な関係にあり，同時に考える必要がある。日本の人口構造や生活環境の変化に伴う疾病構造の変化は，医療費の高騰という問題をもたらしている。また，医療器具の発展や新しい薬剤・治療の開発も，治療成績を向上させる一方で，医療費増加の一因となり得る。医療費の問題は医療分野だけでなく，国の財政にかかわり，社会全体に影響を与えている。このような状況のなか，限りある資源を無駄なく有効に活用するために，医療経済統計は非常に重要な指標である。現在から将来にわたって，安定した医療提供体制を確保するために，医療経済に関する指標の調査・活用は必要不可欠である。

## A ▶ 国民医療費

　国民医療費は，国民に必要な医療を確保していくための基礎資料として重要で，医療保険制度や医療経済における重要な指標である。

　国民医療費は，医療機関などにおける保険診療の対象となる傷病の治療に要した費用の推計である（図6-5）。したがって，この費用には医科診療や歯科診療に係る診療費，薬局調剤医療費，入院時食事・生活医療費，訪問看護医療費などが含まれ，保険診療の対象とならない先進医療，不妊治療における生殖補助医療や，特別の病室への入院に要した費用などは含まない。また，傷病でないもの（正常な妊娠・分娩に要する費用，健康の維持・増進を目的とした健康診断・予防接種などに要する費用，固定した身体障害のために必要とする義眼や義肢などの費用）も含まない。国民医療費は1954（昭和29）年度から推計結果を公表しており，2015（平成27）年度からは毎年度，都道府県別医療費を推計している。

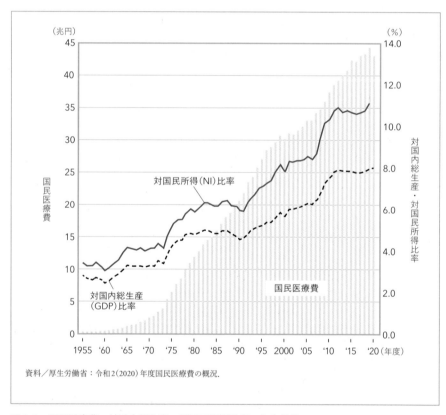

資料／厚生労働省：令和2(2020)年度国民医療費の概況.

**図6-5　国民医療費，対国内総生産・対国民所得比率の年次推移**

## アユミとススムのコメント②

ススム

日本では，国や都道府県の健康政策のために重要な統計が多く公開されてたね。

アユミ

そのほとんどがe-Statのホームページから入手することができたから，江木楽町との比較に便利だね。
私たちの地域の健康政策は，国や都道府県の適切な統計と比較しながら実施・評価されていたんだねぇ。

ススム

今回，それぞれの統計がどのような人を対象として，どのような項目を収集しているかがわかったから，これからいろんな健康課題の解決に活用していきたいな。

## アユミとススムの疑問②

ススム

日本の死因の第1位はがんっていうのは有名だよね。
今もずっと増えているのかな。江木楽町はどうなんだろう。

アユミ

そうだね。江木楽町でがんに罹患した人はどのくらいなのかな。

ススム

そういう「疾患に罹患した人たちの情報」は，どこに行けば入手できるんだろう。

アユミ

江木楽町に多いがんの種類や，がんに罹患した人がどんな病院で，どのような治療を受けているのか知りたいよね。知ることができれば，これからのがん対策に役立つもん。

# ▶ 6 　そのほかの統計データ

## A ▷ 学校保健統計調査

　学校における幼児・児童・生徒の発育や健康状態を明らかにすることを目的として，文部科学省により毎年実施される。調査対象範囲は幼稚園，小学校，中学校，義務教育学校，高等学校，中等教育学校および幼保連携型認定こども園のうち，文部科学大臣があらかじめ指定する学校に在籍する満5歳から17歳（4月1日現在）までの幼児・児童・生徒である。層化抽出された対象校に通う生徒の発育状態（身長，体重），健康状態（栄養状態，脊柱・胸郭・四肢の状態，視力，聴力，う歯，そのほかの疾病・異常の有無など）を調査する。学校保健統計調査は1948（昭和23）年に開始されており，世代間での発育状態の比較が行われている。

# ▶ 7 　疾病登録

　疾病登録とは，あらかじめ定めた疾病の患者情報を一定の基準に従って収集し，整理することである。疾病登録は，対象疾病の頻度，分布や動向を正確に把握し，疾病の予防対策や治療成績の評価に活用される。公衆衛生に重要な疾病が対象となることが多く，対象とする疾病によって，がんであればがん登録，脳卒中であれば脳卒中登録とよばれる。

　慢性疾患を対象とした疾病登録の主な目的は，発生頻度，臨床での治療実態，患者の予後の把握などである。一方で，急性疾患である感染症の登録は，健康危機管理対策の要素が強い。がん登録，循環器疾患登録（脳卒中登録）から代表的な登録を紹介する。

## A ▷ がん登録

　がんは日本人の死因の最も多くを占める疾患で，公衆衛生に重要な疾患である。がん登録では，がん死亡・罹患の予防，がん医療の質の向上，患者やその家族のQOL*の向上を目指して，患者の性別や年齢，診断日，がんの部位・組織型，治療内容，患者の死亡日などを登録している。がん登録には，**全国がん登録**，院内がん登録，全国臓器別がん登録があり，それぞれが特徴的な役割を担っている（表6-3）。

*＊QOL*
Quality of Life
（生活の質）

表6-3　がん登録の種類

| 種類 | 実施主体 | 対象 | 目的 |
|---|---|---|---|
| 全国がん登録 | 国 | 全国で発生した全がん患者 | がんの罹患率の計測<br>生存率の計測<br>受療状況の把握 |
| 院内がん登録 | 病院・診療所 | 病院・施設で診断・治療を受けた全がん患者 | 病院・施設のがん診療の評価<br>患者のフォロー |
| 全国臓器別がん登録 | 学会・研究会 | 全国臓器別がん登録に協力する施設で診断・治療を受けた患者 | 適切な治療方針の確立<br>進行度分類のあり方 |

# 1. 全国がん登録

　全国がん登録は，日本でがんと診断されたすべての患者のデータを収集し，国で一つにまとめて集計・分析・管理するしくみである。

　全国がん登録で把握する情報には，

❶がんと診断された人の氏名，性別，生年月日，住所
❷がんの診断を行った医療機関名
❸がんの診断を受けた日
❹がんの種類
❺がんの進行度
❻がんの発見の経緯
❼がんの治療内容
❽死亡日（死亡した場合）

などが含まれる。全国がん登録によって収集されたこれらの情報に基づき，日本のがん罹患率や生存率が計算されている。ほかにも，がんと診断された時点のがんの進行度などがんに関する様々な傾向を知ることが可能であり，国や都道府県のがん対策に活用されている。

　全国がん登録では，がんと診断された人のデータは，初めに都道府県に集められ，都道府県から国のデータベースに入力される。このシステムにより，居住地域にかかわらず，患者は全国どこの医療機関で診断を受けても，国のデータベースで一元管理される（図6-6）。

　全国がん登録は2013（平成25）年12月に成立し，公布された「がん登録等の推進に関する法律」に基づき，2016（平成28）年1月から開始された。これによって，病院または指定された診療所は，がんの診断・治療を受けたすべての患者の診療情報を届け出ることが義務づけられた。がん登録を実施している国では，日本と同じく法的に実施が義務づけられているところも多い。全国がん登録は，すべてのがん患者情報を登録し，罹患の実態を明らかにすることを目的としており，患者個々人の承諾を得ずに登録されることが許されている。また，患者本人であっても，データベースに登録された情報の訂正や削除は認められていない。

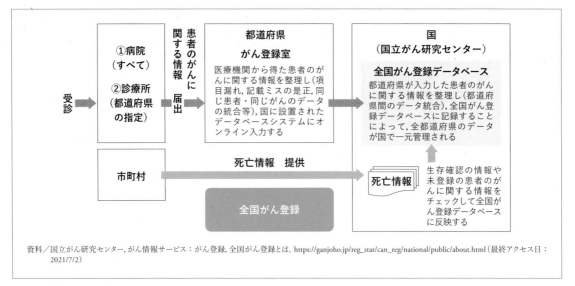

資料／国立がん研究センター，がん情報サービス：がん登録，全国がん登録とは. https://ganjoho.jp/reg_stat/can_reg/national/public/about.html（最終アクセス日：2021/7/2）

図6-6　全国がん登録のしくみ

　全国がん登録の集計結果は年に一度厚生労働省から報告され，「政府統計の総合窓口e-Stat」から閲覧することができる。また，全国がん登録は必要な申請を行うことで，より詳細なデータを取得でき，がんに関する研究にも活用されている。

## 2. 院内がん登録

　院内がん登録は，がん診療を行う病院が行うもので，その病院で診断・治療されたすべての患者情報を登録するものである。院内がん登録は，全国がん登録と比較して腫瘍や治療に関してより詳細な情報を収集しており，その病院がどのような患者にどのような治療を行っているかを明らかにすることができる。また，複数の病院が同じ方法で院内がん登録を行い，比較することで，それぞれの病院のがん診療の特徴や課題を把握することができる。

　院内がん登録はがん医療の専門病院である**がん診療連携拠点病院**を中心に実施されており，その情報は都道府県に提供されている。がん診療連携拠点病院の登録情報は，国立がん研究センターで集計され，全国や都道府県別にがん治療の特徴が報告されている。報告はがん診療連携拠点病院等院内がん登録全国集計として，「国立がん研究センター　がん情報サービス」から閲覧することができる。

## 3. 全国臓器別がん登録

　全国臓器別がん登録の多くは学会・研究会が中心となって実施されている。学会などに所属する医師のいる比較的大きな医療機関から対象患者のデータを収集し，学会・研究会によって集計されるしくみである。専門的な医師が所属する病院に限られるため，対象となる患者に偏りがある可能性があるが，200を超える

項目から詳細な臨床情報を収集している。そのため，がんの臨床病理学的特徴と進行度の正確な把握に基づく適切な治療指針の確立や，進行度分類のあり方などを検討することが可能である。臓器別がん登録の多くは，学会や研究会から集計結果を公表している。

## B ▶ 脳卒中登録

1981（昭和56）年に悪性新生物と入れ替わるまで，脳卒中は30年にわたって日本の死因の第1位であった。その後，脳卒中の死亡率は劇的に減少したが，現在でも死因第4位で，公衆衛生上重要な疾患である。死亡率が減少する一方で，後遺症に悩まされる患者の増加が問題となっており，脳卒中登録は，疾患の発生頻度の把握と共に，脳卒中発症後の生活や保健医療サービスの利用状況の把握が重要な目的の一つとなる。しかしながら，脳卒中登録の整備はがん登録や感染症登録と比較して不十分である。

## 1. 都道府県による登録事業および公的調査

都道府県が主体の脳卒中登録事業は，現在9府県で実施されている。脳卒中以外の循環器疾患の登録事業が行われているのは現在2県のみで，循環器疾患登録が整備されている地域は少ない。

わが国では，循環器疾患の実態把握のために大規模な公的調査が行われていた。**循環器疾患基礎調査**は厚生労働省が日本循環器予防学会と協力して10年おきに実施した，循環器疾患の実態や危険因子の保有状況の把握を目的とした調査である。循環器疾患基礎調査は無作為抽出した1万人を対象としており，その後の脳卒中の発症や死亡はNIPPON DATAで収集され，危険因子との関連が調査された。2010年からは国民健康・栄養調査と統合され，その調査参加者を対象に，引き続きNIPPON DATAによる追跡調査が行われている。このほかにも，発症動向や，疾患発症とリスク因子の関連について，久山町研究，吹田コホート研究などの調査研究が行われている。

## 2. 医療機関による発症登録

**日本脳卒中データバンク**は脳卒中の診療実態を把握するために医療機関を主体として行う脳卒中登録である。1999（平成11）年に開始されて以降，現在では国内の約200の施設が参加し，国立循環器病研究センターを中心に運営されている。

日本脳卒中学会と日本脳神経外科学会の共同研究であるJ-ASPECT研究は，参加施設で脳卒中や脳神経外科関連疾患の治療を受けた患者の病名，治療内容などのDPC*データを収集している。このような医療機関が主体となった研究から，脳卒中に関する医療体制強化に向けたエビデンスの構築が進められている。

**＊DPC**
Diagnosis Procedure Combination

## "章のまとめ"

アユミ

日本で特に課題とされる疾病では，疾病登録というシステムで罹患者数や患者情報を把握しているんだね。

都道府県別の集計もされていて，地域の疾患罹患の特徴や，病院ごとの治療実績もみることができるね。

ススム

アユミ

まだまだ整備が必要な疾病登録もあるようだけど，整備が進むことで，より効果的な疾患の対策に活用されるようになるね。

### 参考文献

- 総務省：政府統計の総合窓口 e-Stat．https://www.e-stat.go.jp/（最終アクセス日：2021/7/2/）
- 厚生労働省：患者調査．
- 厚生労働省：医療施設調査．https://www.mhlw.go.jp/toukei/list/79-1.html（最終アクセス日：2021/7/2）
- 厚生労働省：生活のしづらさなどに関する調査（全国在宅障害児・者等実態調査）．https://www.mhlw.go.jp/toukei/list/seikatsu_chousa_a_h28.html#link09（最終アクセス日：2021/7/2）
- 厚生労働省：介護保険事業状況報告．https://www.mhlw.go.jp/toukei/list/84-1.html（最終アクセス日：2021/7/2）
- 厚生労働省：国民生活基礎調査．
- 厚生労働省：国民健康・栄養調査．
- 総務省統計局：社会生活基本調査．https://www.stat.go.jp/data/shakai/2016/index.html．（最終アクセス日：2021/7/2）
- 厚生労働省：国民医療費の概況．https://www.mhlw.go.jp/toukei/saikin/hw/k-iryohi/18/index.html（最終アクセス日：2021/7/2）
- 厚生労働省：介護サービス施設・事業所調査．https://www.mhlw.go.jp/toukei/list/24-22-2.html（最終アクセス日：2021/7/2）
- 厚生労働省：地域保健・健康増進事業報告．https://www.mhlw.go.jp/toukei/list/32-19.html（最終アクセス日：2021/7/2）
- 厚生労働省：衛生行政報告例．https://www.mhlw.go.jp/toukei/list/36-19.html（最終アクセス日：2021/7/2）
- 厚生労働省：福祉行政報告例．https://www.mhlw.go.jp/toukei/list/38-1.html（最終アクセス日：2021/7/2）
- 文部科学省：学校保健統計調査．https://www.mext.go.jp/b_menu/toukei/chousa05/hoken/1268826.htm（最終アクセス日：2021/7/2）
- 国立がん研究センター，がん情報サービス：がん登録，全国がん登録とは．https://ganjoho.jp/reg_stat/can_reg/national/public/about.html（最終アクセス日：2021/7/2）
- 国立がん研究センター，がん情報サービス：がん登録，院内がん登録．https://ganjoho.jp/reg_stat/can_reg/hospital/index.html（最終アクセス日：2021/7/）
- 厚生労働省：平成12年第5次循環器疾患基礎調査．https://www.mhlw.go.jp/toukei/list/junkanki_chousa.html（最終アクセス日：2021/7/2）
- 国立循環器病研究センター，日本脳卒中データバンク．http://strokedatabank.ncvc.go.jp（最終アクセス日：2021/7/2）
- 国立循環器病研究センター，J-ASPECT study．https://j-aspect.jp（最終アクセス日：2021/7/2）

# 第 7 章

## 実態調査

## 江木楽町　アユミとススムの保健統計

20歳以上の町民の生活習慣や肥満度などの実態調査を行うことになった。江木楽町の20歳以上の町民は1万554人だ。まずは，どのように調査をするかの検討から始めた。

### アユミとススムの疑問①

課長

> 今度の水曜日に開催する，町の健康教室に来た人に測定会に参加してもらって，それをまとめたらいいんじゃない？

> 確かに，健康教室に来る人にお願いできたら楽だなあ。

ススム

アユミ

> でも，20歳以上の町民が1万554人もいるのに，健康教室に来る人ってどれくらいいるんだろう？
> 本当は全員調べたいけど…。

> うちの町に1万人以上を調べるための予算なんて，あるのかなあ。

ススム

健康教室に来てくれた人の生活習慣や肥満度を調べるだけで，本当に町民全員の生活習慣や肥満度を把握した実態調査であるといえるのか。どのような人を対象として，どのように調査を行えばよいのか考えてみよう。

# ▶1 母集団と標本抽出

## A ▷ 母集団と標本抽出

　アユミとススムは，20歳以上の町民の生活習慣や肥満度などを知りたいと思っている。このケースでは，調査で知りたいと思っている20歳以上の町民が，**母集団**になる（図7-1）。しかし，20歳以上の町民を対象とすると1万554人となる。調査票などの配布はできるかもしれないが，実際1万554人全員に測定会に来て

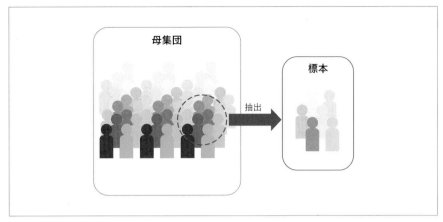

図7-1　**母集団と標本のイメージ**

もらい，全員の身長・体重を測定し，肥満度を算出するのは現実的ではない。

　20歳以上の町民全員の身長・体重の測定が現実的でないのなら，一部の町民を対象に身長と体重を測定し，肥満度を算出し，その値をもとに町民全体の肥満度を推測してみてはどうだろうか。この測定する対象となる一部の町民のことを**対象集団**または**標本**とよぶ。そして，この測定する一部の人たちを選択することを**標本抽出**という。

　このように調査を行うためには，その調査で知りたいと思っている集団（母集団）はどのような集団で，その知りたいと思っている集団全体の結果を推測するためにはどのような集団（対象集団［標本］）に調査を行い，どのような集団が実際調査に参加したか，という点を把握することが重要である。

## B ▶ 無作為抽出

　母集団から標本抽出を行う際には，本当に求めたい母集団の値（真の値）と標本を測定して求めた観測値にずれが生じないようにしなければならない。そのために行われるのが**無作為抽出**である。

　無作為抽出にはいくつか方法がある。母集団を構成する人たち一人ひとりに一連番号を付け，乱数表やコンピューターが打ち出す乱数によって標本を選んでいく単純無作為抽出法，母集団のリスト（名簿）から一定の間隔を空けて標本を抽出する系統無作為抽出法，母集団の構成メンバーをいくつかの層（たとえば年代，性別など）に分け，それぞれの層から一定の抽出率で標本を抽出していく層化無作為抽出法，母集団をいくつかの集団に区分しその集団を無作為抽出し選ばれた集団のなかから個人を標本として無作為抽出する多段無作為抽出法などがある。

ふーん，ちゃんと対象を選べば全員調べなくてもいいのか。

ススム

でも，数値が全員調べた場合と抽出した場合で完全に一致する，なんてことはないよね。

アユミ

# ▶2 誤差と信頼性・妥当性

うまく無作為抽出ができなかった場合，江木楽町の住民全員に調査をした場合の集計値と，一部の住民に調査をした場合の集計値が異なる場合がある。このように真の値と実際の観測値との間のずれのことを**誤差（エラー）**という。

誤差には，一定の方向性はなく偶然に生じる**偶然誤差（ランダムエラー）**と，データの収集方法が適切でないなどの理由から系統的に一定の方向性をもって発生し，真の値とは異なる特定の方向へ偏りが生じてしまう**系統誤差（バイアス）**，考えられる要因と疾病発生の両方に関連する別の要因によって生じる**交絡**（第3章-4「交絡と交絡因子」参照）がある（図7-2, 3）。アユミとススムが心配している，抽出する標本によって変わってしまう誤差を標本誤差とよび，これは偶然誤差の一種である。

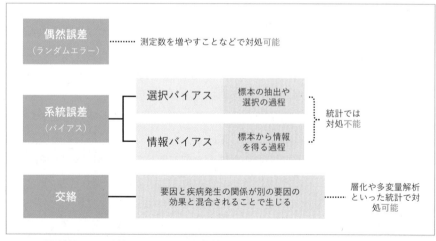

**図7-2　関連性の正しい判断を阻む3つの注意事項**

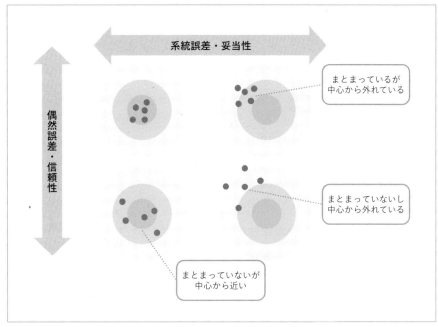

図7-3　誤差のイメージ

## A ▷ 偶然誤差（ランダムエラー）

　偶然誤差は測定者や対象者に関係なく，特別な理由もなく偶然生じる誤差で，どのような場合でも生じてしまう。偶然誤差には決まった方向性がない。たとえば江木楽町のケースでは，町民10人のみを調査して結論を出すと全町民を調査した場合と結果が大きく異なる可能性が高い。偶然誤差を小さくするためには，個人に対しては測定回数を増やすことで，集団に対しては標本（対象者数）を増やすことで，ばらつきを小さくし，真の値に近づけることができる。

### 1. 偶然誤差と信頼性

　偶然誤差が小さいときの測定結果はまとまっているため，信頼性が高いとされている。

　偶然誤差の影響はある程度コントロールが可能である。たとえ真の値からずれた結果が出てしまうとしても，何度も繰り返して測定（反復測定）すれば，真の値のまわりでランダムに方向性をもたず発生するという偶然誤差の特徴により，測定値は真の値のまわりにばらつくことが予想される。偶然誤差は，この反復測定の結果を用いてばらつきの大きさを評価し，あらかじめ結果に含まれるものとして見積もることで，その影響を考慮することができる。

　偶然誤差は測定器の精度限界や測定者のランダムな測定ムラなども原因で発生する。どのような測定においても発生する可能性のある誤差であり，完全な除去・

修正は不可能である。偶然誤差の小さな測定は，精密な測定がなされていると考えることができ，精度の高い測定とよばれる。

## B ▷ 系統誤差（バイアス・偏り）

　系統誤差はバイアス・偏りともいわれ，得られる結果が一定方向に偏ってしまうことをいう。系統誤差には，標本の抽出や選択の過程で生じる**選択バイアス**や，標本から測定データといった情報を得る過程で生じる**情報バイアス**などに分けられる（図7-3）。

### 1. 系統誤差と妥当性

　系統誤差が小さいときの測定結果は真の値に近いため，妥当性が高いとよばれる。通常，真の値は不明であるので，系統誤差により一定の方向にずれが発生したとしても，測定者はその大きさや方向も含めて，存在自体に気が付くことができない。系統誤差は統計では対処できず，各調査や研究のデザインに応じた混入の可能性を把握し，データ収集前から系統誤差を排除する工夫が重要である。

### 2. 選択バイアス

　標本の抽出や選択の過程で偏りが生じる選択バイアスは，偏った標本抽出や，調査参加者が100％ではない場合といった際に生じる。母集団から無作為に標本を抽出することで，結果が真の値から偏らないようにすることが原則であるが，たとえば課長の言うように，健康教室に来てくれた町民を対象にしてしまうとこの原則が崩れてしまうことがある。健康教室に来てくれた住民のみを対象に測定を実施すると，どのようなことが起こるだろうか。健康教室に参加する町民は，もともと健康的な生活に興味が高く，参加しない町民よりも健康的な生活をしている可能性が高い。また，健康教室は平日に開かれるため，働いている年代の人たちは参加がしにくく，町民の平均年齢よりも年齢の高い人たちが参加するだろう。そうすると「成人した町民」全体ではなく，健康に興味のある，町民のなかでも比較的年齢の高い人たちの生活習慣や肥満度を調べることになり，もともと目的としていた20歳以上の町民全体の生活習慣や肥満度を本当に反映している結果にはならないかもしれない。このように対象者を抽出する過程で，対象者自身の意思が反映されてしまうときに生じるのが自己選択バイアスである。

　そのほか，一般集団と比較した際に特定の労働者集団（例：特定の職業に就業する労働者など）を比較したときに，労働者集団のほうが健康であることから生じる健康労働者バイアス，薬の治験などで体調不良や悪化などの特定の理由で対象者が測定や研究への参加を途中で中止した場合に生じる，脱落によるバイアスなどが選択バイアスの例としてあげられる。

　選択バイアスは，研究計画の段階で制御しなければ，データを収集した後では制御ができない。そのため，研究を計画する段階でいかに母集団とずれのない標本を抽出するか，という点が重要となる。

## 3. 情報バイアス

　標本から測定データといった情報を得る過程で生じる情報バイアスにもいくつかの種類がある。測定に用いる機器や測定する場所，測定する人によって測定結果に違いが生じる測定バイアス，対象者からデータを収集する際，対象者の記憶に頼ってデータを収集すると対象者によって思い出し方が異なるために生じてしまう思い出しバイアス，聞き取り調査の際に調査者によって聞き方が異なったりすることで生じる面接者バイアスなどがある。たとえば江木楽町の調査で，自記式質問紙により血圧の数値を答えてもらうと，対象者ごとに測定機器や測定時間が異なるため，実際集まって同一の機器や時間で測定すると数値が異なる場合がある。これは測定バイアスである。

　情報バイアスも選択バイアスと同様，データの収集以前に制御しなければならない。情報バイアスを小さくするためには，測定機器や測定方法を統一しておく，主観的な情報ではなく客観的な情報を収集するといった点が重要である。

### アユミとススムのコメント②

ススム

偏らないように対象者を集めないといけないんだね。大変そうだなあ。

でも，この作業をきちんとしないと，意味のない調査になっちゃうよ。対象のことはだんだんわかってきたから，今度はどんな調査や測定をするか考えないとね！

アユミ

# ▶3 データの種類と分布

　母集団と標本が決定した後には，どのようなデータを収集するかを決めなければならない。データにはたとえば，現在治療している疾患名（高血圧症，糖尿病，脂質異常症，その他）や，血液型（A型，B型，O型，AB型），日付，日数，身長・体重，検査値など，いくつもの種類がある。データの種類によってそれぞれ求めることができる**代表値**が異なり，分析するために用いる統計検定手法も異なる。そのため，自分たちが調査・収集しようとしているデータがどのような性質のものであるか知っておく必要がある。

　データの種類は大きく分け，**カテゴリーデータ**，**数量データ**に分かれる（図7-4，表7-1）。

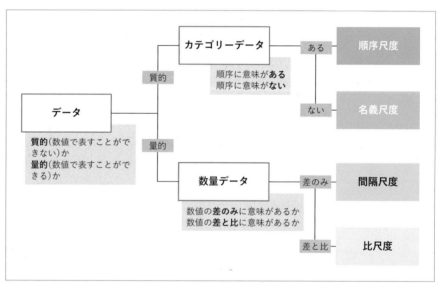

図7-4　**データの種類**

表7-1　**データの種類**

| | | 意味 | 例 |
|---|---|---|---|
| **カテゴリーデータ** | 順序尺度 | 大小関係・順序に意味がある | 運動頻度<br>薬効 |
| | 名義尺度 | 区別することに意味がある | 疾患名<br>血液型 |
| | 二値尺度 | 2段階のもの | 男女<br>有無 |
| **数量データ** | 間隔尺度 | 数値の差のみに意味がある | 日付<br>気温 |
| | 比尺度 | 数値の差と比に意味がある | 日数<br>身長<br>体重 |

## A ▷ カテゴリーデータ

　カテゴリーデータは質的データともいわれ，数字で表すことのできないデータのことをいう。カテゴリーデータには，**順序尺度**と**名義尺度**に分けられる。

**◆順序尺度**　薬の薬効（よく効いた，効いた，効かなかった，まったく効かなかった）や1週間の運動頻度（まったくない，週1回程度，2～3日に1回程度，毎日）といった，値に順序のある尺度のことを指す。順序尺度には大小や，値の順序に意味がある。

**◆名義尺度**　値に順序がない尺度は名義尺度といい，たとえば現在治療している疾患名（高血圧症，糖尿病，脂質異常症，その他）や，血液型（A型，B型，O型，AB型），といった尺度のことを指す。大小や順序に意味のある順序尺度とは異なり，名義尺度は区別することに意味のある尺度になる。

**◆二値尺度**　男女など，2段階のものは順序尺度とも名義尺度ともいえるため，別途，二値尺度とすることもある。

## B ▷ 数量データ

　**数量データ**とは数値で表すことのできるデータのことを指す。数量データは，**間隔尺度**，**比尺度**に分けられる。

**◆間隔尺度**　データの間隔に意味があり，ゼロは一つの状態を示す。日付や気温などがあり，日付にはゼロが存在しない。

**◆比尺度**　数値の差にも比にも意味があり，ゼロが何もないことを意味する。日数や身長・体重，検査値などがある。日付にはゼロが存在しないが，日数にはゼロが存在するため，日数は比尺度になる。

## C ▷ ヒストグラム

　第8章で詳しく述べるが，江木楽町の年齢別の人口分布を確認したい場合を考えてみよう。年齢を10歳刻みの階級に分けて，それぞれの階級にどれだけ人口がいるか，度数を数えて表にした度数分布表が表7-2となる。度数分布表は数量データを一定の区間に分けその区間ごとの度数を集計している。人口の総数を100%とした際の各階級の人口の割合を**相対度数**という。下の階級から度数を積み上げた度数を**累積度数**，相対度数を積み上げたものを**累積相対度数**という（表7-2）。そしてこの江木楽町の年齢別度数分布表を縦軸に**度数**，横軸に**階級**をとった**ヒストグラム**とよばれるグラフにしたものが図7-5である。

　このように数量データについて，データの分布がどのような状態であるか，分布を確認し，特に正規分布に近いといえるかどうかは，統計解析手法を選択するうえで重要な意味をもつ。

表7-2　度数分布表の例

| 階級 | 度数 | 累積度数 | 相対度数(%) | 累積相対度数(%) |
|---|---|---|---|---|
| 0〜9 | 1029 | 1029 | 8.1 | 8.1 |
| 10〜19 | 1161 | 2190 | 9.1 | 17.2 |
| 20〜29 | 1238 | 3428 | 9.7 | 26.9 |
| 30〜39 | 1561 | 4989 | 12.3 | 39.2 |
| 40〜49 | 2018 | 7007 | 15.8 | 55.0 |
| 50〜59 | 1545 | 8552 | 12.1 | 67.1 |
| 60〜69 | 1810 | 10362 | 14.2 | 81.3 |
| 70〜79 | 1397 | 11759 | 11.0 | 92.3 |
| 80〜89 | 808 | 12567 | 6.3 | 98.6 |
| 90歳以上 | 177 | 12744 | 1.4 | 100.0 |
| 合計 | 12744 | | 100.0 | |

相対度数＝各階級の度数/合計度数×100(%)

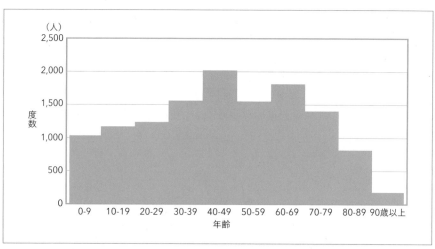

図7-5　ヒストグラムの例

## アユミとススムの疑問②

ススム

へー，分布やデータの種類を知るって，そのあとのことも考えると大事なんだね！

それもそうだけど，身長や体重のほかに何を測定したらいいんだろうね？

アユミ

# ▶ 4　測定と尺度

　実態調査を行うためには，調査したい現象を数値化し，その数値から判断をしなければならない。たとえば肥満度であれば，身長・体重というからだの大きさ・重さという現象を測定し，その身長と体重からBody Mass Index（BMI）という肥満度を算出し，その数字に基づいて肥満かそうでないかを判断する。しかしながら，身長や体重のように測定機器を用いて数値化できる現象以外にも，抽象的な項目を測定しなければならないことがある。そのような抽象的な項目を数値化するために開発されたものが評価尺度（scale）である。評価尺度には様々な種類があり[1), 2)]，大きく分けて図7-6のように分類することができる。

　また，尺度の使用には，利用する権利の購入が必要であるなど，ルールが決められていることも多いため，尺度ごとに使用方法を調べ，ルールに則らなければならない。

## A ▷ 健康評価尺度

＊QOL
Quality of Life（生活の質）

＊ADL
Activity of Daily Living
（日常生活の動作）

　健康評価尺度には，健康関連のQOL＊を測定する尺度や，高齢者のADL＊を測定する尺度があげられる。

## 1. 健康関連QOL尺度

＊SF-36
MOS-Short Form 36

　健康関連QOLには，特定の疾患をもつ患者などに限らない対象に実施する包括的QOL尺度，特定の疾患をもつ者に限定する疾患特異的QOL尺度がある。

　包括的QOL尺度には日本語版WHO/QOL[3)]，SF-36[＊ 4), 5)]などがあり，疾患特

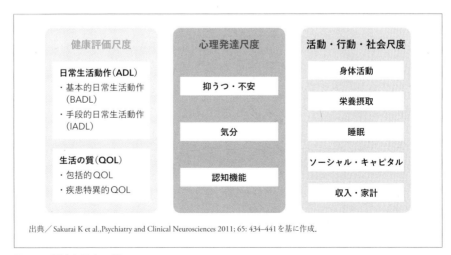

出典／Sakurai K et al.,Psychiatry and Clinical Neurosciences 2011; 65: 434–441を基に作成.

図7-6　測定と尺度の例

＊EORTC QLQ
European Organization for Research and Treatment of Cancer Quality of Life Questionnaire

異的QOL尺度にはがん特異的QOL尺度であるEORTC QLQ＊[6), 7)]などがある。

## 2. 日常生活動作

＊単にADLということもある。

　高齢者の日常生活の動作には，生活を行ううえで基本的な行為や行動を測定する基本的日常生活動作（basic ADL；BADL＊）と，基本的日常生活動作よりももっと高度で複雑な行為や行動である，手段的日常生活動作（Instrumental ADL；IADL）に分けることができる。

◆**BADL**　摂食，排泄，移動，入浴，着衣などが含まれ，これらを測定する調査票として，バーセルインデックス（Barthel Index）[8)]などがある。

◆**IADL**　BADLよりさらに応用的な行動である，外出，買い物，服薬管理，洗濯，掃除，家事全般，金銭管理，交通機関の利用や電話の応対が含まれ，老研式活動能力指標[9)]などにIADLの評価が含まれている。

## B ▶ 心理発達尺度

　人間の心理や発達といった側面は，数値化することが難しい。そのため多くの尺度が開発されている。心理や発達指標には，抑うつ・不安，気分・意欲，認知機能などが含まれる。

## 1. 抑うつ・不安・気分

＊**老年期うつ病評価尺度**
Geriatric depression scale；GDS

＊**SDS**
Self-rating Depression Scale

＊**STAI**
State-Trait Anxiety Inventory

＊**POMS2**
Profile of Mood States 2nd Edition

　抑うつを測定する尺度として，高齢者向けの抑うつ評価尺度である老年期うつ病評価尺度＊[10)]，アメリカのケスラー（Kessler, RC.）らによって，うつ病や不安障害などの精神疾患をスクリーニングすることを目的として開発され，幅広く一般住民を対象とした調査（例：国民生活基礎調査）でも利用されるK6[11)]，20項目の質問により，抑うつ傾向の度合いを数値化したSDS＊[12)]などがある。不安については状況によって変化する状態不安と，対象がもともともつあまり変化しない特性不安の両面を測定するSTAI[13)]尺度＊などがある。気分を測定する尺度としてはPOMS2[14)]日本語版＊などがある。

## 2. 認知機能

＊**改訂長谷川式認知症スケール**
Hasegawa's Dementia Scale- revised (HDS-R)

＊**MMSE**
Mini-Mental State Examination

＊**CDR**
Clinical dementia rating

　認知機能については見当識や，単語の即時記銘と遅延再生，計算，数字の逆唱，物品記名，言語流暢性を測定する改訂長谷川式認知症スケール＊[15)]やMMSE＊[16)]，認知症の重症度を，記憶，見当識，判断力と問題解決，社会適応，家族状況・趣味，介護状況から評価するCDR＊[17)]などがある。

## C ▷ 活動・行動・社会尺度

活動や行動，社会尺度には，栄養や睡眠，運動といった生活習慣にかかわるもの，人間関係や自分の所属するコミュニティへの信頼度などの指標であるソーシャルキャピタルなど，収入や家計といった社会経済的状況にかかわるもの，があげられる。健康評価尺度や心理発達尺度以上に様々な分野や項目が含まれ，多くの評価尺度が存在する。

たとえば，どのような栄養素を摂取したかを知りたい場合，1週間の食べ物をすべて収集して各栄養素を分析すれば正確な値を出すことができるが（陰膳法），多くの対象に調査を行う場合は，どのような食べ物をどれくらい摂取したかを質問する食物摂取頻度調査票*を行い，その回答から各栄養素の摂取量を推定する。国民健康・栄養調査では，1日分の食べたものについての記録法を用いている（第6章-3-B「国民健康・栄養調査」参照）。

睡眠は，睡眠時間を測定するだけではなく，睡眠の質などを評価するために，アテネ不眠尺度[18]，ピッツバーグ睡眠質問票[19, 20]などがある。

身体活動は，握力や脚伸展パワーなど測定機器を用いて筋力を数値化することも可能だが，質問紙を用いて身体活動を評価する研究も進められている。代表的なものに国際標準化身体活動質問紙[21]や，Moter Fitness Scale[22]などがある。

*食物摂取頻度調査票
Food Frequency Questionnaire

*アテネ不眠尺度
Athens Insomnia Scale
(AIS)

*国際標準化身体活動質問紙
International Physical Activity Questionnaire(IPAQ)

---

### "章のまとめ"

**アユミ**：こうやってみてみると，健康教室の結果は町民全体の結果とはいえないね。

**ススム**：そうだね，いろんなバイアスがかかってるなぁ。選択バイアスを最小限にするにはどうすればいいかな…。

**アユミ**：各地区の町会長さんにお願いして，町会名簿をもとにアンケートをとったら？ 無作為に100件とか，数を決めて。

**ススム**：あ，それいいかも！ 働いている世代も含められるし，健康意識の差もなくなるね。さすがアユミ！ よーし，これで問題は全部解決だね。

もー，集計のときも注意しないとだめだからね。データの種類とか，分布とか。

アユミ

あっ，そっか。めんどくさいけどがんばるよ。手伝ってね。

ススム

## 引用文献

1 ) Sakurai, K. et al.：Screening performance of K6/K10 and other screening instruments for mood and anxiety disorders in Japan, Psychiatry and Clinical Neurosciences, 65（5）：434-441，2011.

2 ) RC Kessler, et al.: Short screening scales to monitor population prevalences and trends in non-specific psychological distresssychol Med,2002;32(6):959-76.

3 ) 横山奈緒美，折笠秀樹：日本語版WHO/QOL-26質問票の妥当性，薬理と治療，31（9）：737-744, 2003.

4 ) Fukuhara, S. et al.：Translation, adaptation, and validation of the SF-36 Health Survey for use in Japan, J Clin Epidemiol, 51（11）：1037-44,1998.

5 ) Fukuhara, S. et al.：Psychometric and clinical tests of validity of the Japanese SF-36 Health Survey, J Clin Epidemiol, 51（11）：1045-53,1998.

6 ) Aaronson, N. K. et al.：The European Organization for Research and Treatment of Cancer QLQ-C30；a quality-of-life instrument for use in international clinical trials in oncology, Journal of the National Cancer Institute, 85（5）：365-76，1993.

7 ) 下妻晃二郎，江口成美：がん患者用QOL尺度の開発と臨床応用（I），日医総研ワーキングペーパー，56, 2001.

8 ) Mahoney, F., Barthel. D.：The Barthel Index.Md Med J；，14:61-65，1965.

9 ) 古谷野亘他：地域老人における活動能力の測定；老研式活動能力指標の開発，日本公衆衛生雑誌，34（3):109-114, 1987.

10) 松林公蔵，小澤利男：総合的日常生活機能評価法；I評価の方法，d．老年者の情緒に関する評価，Geriatric Medicine, 32（5）：541-546，1994.

11) 前掲書1 ).

12) SDS™うつ性自己評価尺度，心理検査出版三京房．https://www.sankyobo.co.jp/asds.html（最終アクセス日：2021/7/6）

13) STAI（From X）状態・特性不安検査，心理検査出版三京房．https://www.sankyobo.co.jp/astai.html（最終アクセス日：2021/7/6）

14) Juvia Pら，横山和仁/監訳，渡邊一久/協力：POMS2 日本語版マニュアル，金子書房，2015.

15) 加藤伸司：改訂長谷川式簡易知能評価スケール（HDS-R）の作成，老年精神医学誌，2：1339-1347, 1991.

16) 日本文化科学社，MMSE-J精神状態短時間検査 改訂日本版．https://www.nichibun.co.jp/kensa/detail/mmse_j.html（最終アクセス日：2021/7/6）

17) Morris, J. C.：The Clinical Dementia Rating（CDR）；current version and scoring rules, Neurology, 43（11）：2412-2414, 1993.

18) Soldatos, C. R. et al.：Athens Insomnia Scale；validation of an instrument based on ICD-10 criteria, Journal of Psychosomatic Research, 48（6）：555-560，2000.

19) Doi, Y. et al.：Psychometric assessment of subjective sleep quality using the Japanese version of the Pittsburgh Sleep Quality Index（PSQI-J）in psychiatric disordered and control subjects, Psychiatry Res,97（2-3）：165-172，2000.

20) 土井由利子他：ピッツバーグ睡眠質問票日本語版の作成，精神科治療学，13（6）：755-769，1998.

21) 村瀬訓生他：身体活動量の国際標準化；IPAQ 日本語版の信頼性，妥当性の評価，厚生の指標，49（11）：1-9, 2002.

22) Kinugasa, T., Nagasaki, H.：Reliability and validity of the Motor Fitness Scale for older adults in the community, Aging Clin Exp Res, 10：295-302, 1998.

# 第 8 章

## 実態調査の分析

第7章に引き続き，アユミとススムは実態調査を進めているが，どのようにデータを整理して，結果をまとめたらよいかを検討することになった。改めて過去の調査報告書や論文を読んでみると，よく聞く「平均値」以外にも，たくさんの数字が並んでいること，わかりやすいグラフとわかりにくいグラフがあることに気付いた。

### アユミとススムの疑問①

ススム

> 課長に，住民アンケート調査の数量データの特徴をわかりやすく資料にまとめておいてくれって言われたんだけど，よく聞く「平均値」を計算して載せればいいのかな。

> 平均値だけでデータの特徴ってわかるの？ そういえば大学時代，高木先輩は分散とか中央値っていう指標も使っていた。どんな指標があるのかな。

アユミ

# ▶1 代表値と散布度

　収集した大量のデータをただ眺めていても，そのデータがどのような分布や全体像なのかを把握することはできない。ここでは，データの特徴を要約する**代表値**や**散布度**を説明する。

## A ▷ 代表値

　**代表値**はデータの分布の中心の位置を表す指標である。代表値としては平均値（算術平均）や中央値，最頻値が一般的である。なお，図8-1に代表値の各指標の例を示した。

## 1. 平均値（算術平均）

　平均値（算術平均）は，数量データの代表値として使用される指標である。幾何平均などのほかの平均指標と明確に区別するために，**算術平均**とよばれること

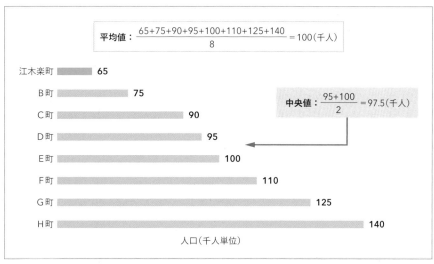

図8-1　代表値（平均値・中央値）の例

もあるが，単に"平均値"といえば，算術平均を意味することが一般的である（以後本章でも平均値という単語を算術平均の意味で使用する）。平均値はデータ値の合計をデータの数で割ることで算出する。

$$（平均値）＝\frac{（データ値の合計）}{（データ数）}$$

　平均値は，収集したデータの情報をすべて使用するため，データ全体の変化に敏感であるという長所をもつ。一方で，データ中に外れ値（ほかのデータより極端に小さい値や大きい値）が混入した場合に，強く影響を受けてしまう。

## 2. 中央値

　数量データや順序データで算出が可能な**中央値**は，値の小さい順に並び替え，ちょうど真ん中にあるデータ値（データの数が偶数の場合は真ん中の2つのデータの算術平均）を利用する代表値である。その算出方法からもわかるとおり，中央値はデータを2分割にしたときの区切りの位置である。

　中央値はデータそのものの値ではなく順序情報をもとにしているため，外れ値の影響を受けにくいという長所をもつ。逆にデータ全体の変化の把握や比較には適さないという欠点がある。

## 3. 最頻値

　カテゴリーデータや順序データ，数量データで算出が可能な**最頻値**は，全データのなかで最も出現頻度の高いものを利用する代表値である。最頻値は様々なデータの種類において算出が可能であるが，データ数が少ない場合には特定の値にデータが集中せず，算出自体ができない場合があるのが欠点である。

## 4. 幾何平均

*※べき根

3乗根，4乗根などのこと。
累乗根ともいう。

**幾何平均**はデータの値をすべて掛け合わせ，そのデータの数のべき根*をとったもの（データが5，10，20の3つならば$\sqrt[3]{5 \times 10 \times 20} = 10$），年々の変化率や前年度比などの数値の代表値として用いられる。例えば，肝機能検査の$\gamma$-GTPなど，少人数ながらとても高い数値の人がいる指標などの分析に用いることがある。

---

### アユミとススムの疑問②

ススム

> 平均値ってデータの代表値の一種なんだね。
> 中央値や最頻値なんて言葉初めて聞いたなあ。

> データの特徴を知る指標はまだまだありそうだね。どんなものがあるんだろう。

アユミ

---

## B ▷ 散布度（ばらつき）

**散布度**はデータのばらつきの程度を表す指標である。散布度としては，以下のような分散，標準偏差，四分位数がよく使用される。なお，**図8-2**および**図8-3**に散布度の指標の例を示した。

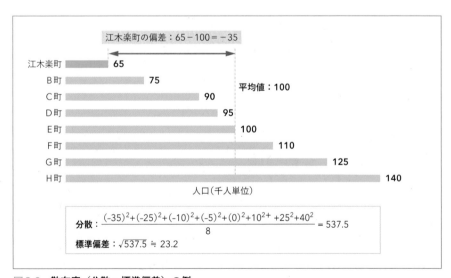

**図8-2　散布度（分散・標準偏差）の例**

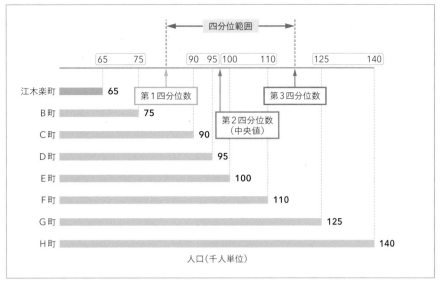

図8-3　散布度（四分位範囲）および四分位数の例

# 1. 分散

　各データと平均値の差を**偏差**という。この偏差はすべてのデータで計算が可能な指標である（たとえばデータが50，60，70であれば平均値は60であり，偏差はそれぞれ，−10，0，10）。**分散**はこの偏差を利用した散布度の指標の一つであり，以下のように計算される。

$$（分散）＝ \frac{（偏差の二乗の合計値）}{（データ数）}$$

　つまり，分散とは「各データと平均値からの離れ具合」の平均値を利用する指標である。

# 2. 標準偏差

　分散は計算の過程で「偏差の二乗」を利用するため，平均値と同一の単位で述べることができない（平均値や偏差の単位がcmであれば，分散の単位はcm²となる）。そこで，単位を平均値と同様にするために分散の平方根をとり，より扱いやすくしたのが**標準偏差**とよばれる散布度の指標である。つまり，

$$（標準偏差）＝ \sqrt{（分散）}$$

として計算される。分散も標準偏差もともに各データと平均値からの離れ具合の程度を表す指標であるが，実際には，標準偏差のほうが散布度の指標として広く用いられている。

## 3. 四分位範囲・四分位数・パーセンタイル

　標準偏差や分散は散布度の指標として広く用いられるが，平均値と同様に外れ値の影響を強く受けてしまうという欠点をもつ。そこで，中央値のように値の順位を利用する散布度の指標が，**四分位数**を利用した**四分位範囲**である。

　四分位数とはデータ値を小さい順に並び替え，4分割したときにその境になるデータ値のことである。数値の小さいほうから第1四分位数，第2四分位数（中央値と一致），第3四分位数とよばれる。データを4分割しているので，それぞれ第1，2，3四分位数以下のデータは全データの約25%，50%，75%個存在する。さらに，第3四分位数と第1四分位数間には全データの50%個（＝75% − 25%）のデータが含まれていることがわかる。そこで第3四分位数と第1四分位数の差を四分位範囲と定義し，散布度の指標として利用する。四分位範囲が小さければ中央値のまわりにデータが集中していることがわかる。

　なお，データを100分割したときの境である百分位数は**パーセンタイル値**とよばれ，たとえば25，50，75パーセンタイル値はそれぞれ第1四分位数，第2四分位数（中央値），第3四分位数と一致する。パーセンタイル値は分布の特徴を四分位数より詳細に把握したい場合に用いられる指標である。乳幼児の発育などは，パーセンタイル値を用いて評価することが多い。

---

## アユミとススムの疑問③

アユミ

> 散布度の指標もわからないと，代表値だけわかってもデータの特徴がわかるわけじゃないんだね。

ススム

> むむむ。データに応じて代表値や散布度の指標を使い分けなければならないんだな。データの特徴を要約するって難しいなあ。

アユミ

> そういえば前に勉強したヒストグラムみたいに，データを図表で表せたらデータの特徴はもっとわかりやすくなるんじゃない？

ススム

> 確かに！　どんな図表があるのかな？

---

# ▶2 適切な図表の作成と活用

　代表値や散布度はデータの特徴を要約する指標であるが，これらだけでデータの全体像を把握することは不可能である。データの特徴をより詳細に把握するためにはデータを視覚化するための図表の作成と活用が必要になる。ここでは，データや目的に合わせた適切な図表の作成と選択方法について紹介する。

## A ▶ 図表の作成・データに合わせた図表の選択

### 1. 度数分布表

　まずデータが得られたときに作成する表として**度数分布表**を紹介する。

　度数分布表とはデータのとり得る値に応じて区分を作成し，その区分に属するデータの個数を集計したものである。「データの個数」は**度数**とよばれ，さらにこの全体に占める度数の割合を**相対度数**とよび度数分布表に付随するのが一般的である。度数分布表によりデータの分布を俯瞰することが可能となる。

　度数分布は扱うデータがカテゴリーデータや順序データなどの質的データと，数量データの場合で作成方法が異なることに注意が必要である。質的データではとり得る値が最初から区分されている（血液型であればA，B，O，AB型，性別であれば男性，女性など）のに対し，数量データはそのような区分はない。そのため，数量データから度数分布表にする際には，度数の算出を行う場合に，製作者があらかじめ区分を作成する必要がある。

　数量データの場合，この区分を**階級**とよび，数量データを区分する幅のことを**階級の幅**とよぶ。表7-2 で示したように，年齢に関するデータを10歳の階級ごとに度数と相対度数を計算したものを想定している。階級やその幅の設定は任意に設定可能だが，設定した階級や幅に応じて度数や相対度数の値は異なるため，うまくデータの分布を表すことができるように注意が必要である。

### 2. 集計表

　**集計表**もデータの特徴を把握するために用いられる表である。集計表はたとえば，都道府県別の平均身長や男女別の喫煙割合のように，質的データの値別に数量データや質的データを集計し，特徴を把握したい場合に用いられる。ここでの**集計**は単に度数を求めるだけでなく，平均や割合を算出することも意味する。単に度数のみを集計する集計表はクロス集計とよばれる（第9章「要因分析」参照）。

## 3. 統計データのためのグラフ

　統計データを視覚化するためのグラフは様々なものがあるが，各グラフの特徴や用途を理解して，データに応じた使い分けが必要である（表8-1）。

**◆棒グラフ**　棒の高さで度数分布表の度数や，データの代表値の大小を表すグラフである。棒グラフを用いることで，異なる地域や属性の数値を比較することが可能である。

**◆折れ線グラフ**　時間の経過とともに変化する数量を表すのに適したグラフである。複数の折れ線を利用することで，異なるデータの変化を記述可能である。

**◆円グラフ**　度数分布における相対度数を表す場合に利用される。つまり，全体を100%として，そのうち，何がどの程度を占めているのかを明確にすることができる。

**◆帯グラフ**　円グラフ同様に，度数分布による相対度数を表す場合に活用できるが，異なるデータどうしで割合を比較するという点では円グラフ以上に有用である。

**◆ヒストグラム**　度数分布表をもとに作成される，数量データのためのグラフである。ヒストグラムは一見すると棒グラフと同様のグラフにみえるが，階級幅を横軸にとった際に，間をあけないなど棒グラフとは異なる点に注意が必要である。

**◆ボックスプロット**　ヒストグラムに関しては，1つの数量データに関する分布の記述を目的としていたが，2つ以上の数量データの分布の比較という点では**ボックスプロット**がよく利用される。ボックスプロットでは各データの第1四分位数，中央値，第3四分位数および外れ値をグラフ上に記述することで，それぞれの分布を明確に比較可能である。

**◆散布図**　これまで紹介していたグラフ群とは異なり，2つのデータ間の関係を記述するという目的で利用されるのが，**散布図**である。散布図は2つのデータに対応する点を平面上にプロットすることで描かれる。散布図を利用することで，2つのデータ間でどのような関係があるのかを把握することができる。

表8-1　グラフと使用用途例

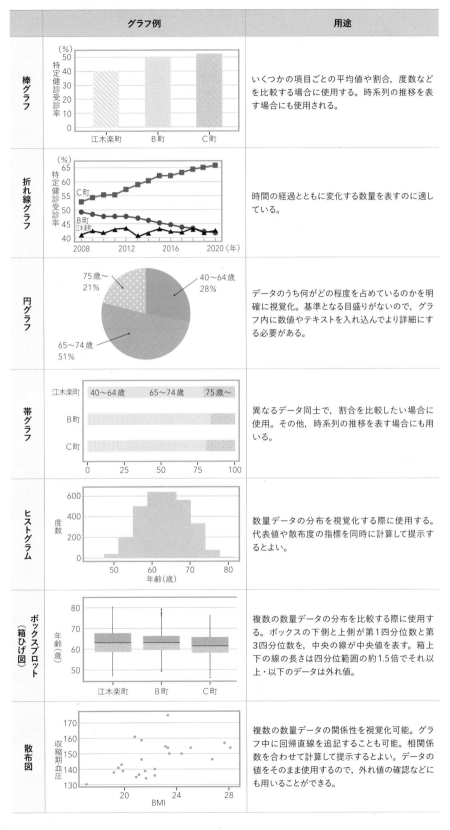

| | グラフ例 | 用途 |
|---|---|---|
| 棒グラフ | | いくつかの項目ごとの平均値や割合，度数などを比較する場合に使用する。時系列の推移を表す場合にも使用される。 |
| 折れ線グラフ | | 時間の経過とともに変化する数量を表すのに適している。 |
| 円グラフ | | データのうち何がどの程度を占めているのかを明確に視覚化。基準となる目盛りがないので，グラフ内に数値やテキストを入れ込んでより詳細にする必要がある。 |
| 帯グラフ | | 異なるデータ同士で，割合を比較したい場合に使用。その他，時系列の推移を表す場合にも用いる。 |
| ヒストグラム | | 数量データの分布を視覚化する際に使用する。代表値や散布度の指標を同時に計算して提示するとよい。 |
| ボックスプロット（箱ひげ図） | | 複数の数量データの分布を比較する際に使用する。ボックスの下側と上側が第1四分位数と第3四分位数を，中央の線が中央値を表す。箱上下の線の長さは四分位範囲の約1.5倍でそれ以上・以下のデータは外れ値。 |
| 散布図 | | 複数の数量データの関係性を視覚化可能。グラフ中に回帰直線を追記することも可能。相関係数を合わせて計算して提示するとよい。データの値をそのまま使用するので，外れ値の確認などにも用いることができる。 |

## アユミとススムの疑問④

ススム

やっぱり図表を使うとデータの特徴がよくわかるなあ。

そうだね。図表と代表値や散布度の指標の両方を資料に載せれば良さそうだね。ところで資料に使うデータってアンケート用紙のままだよね。

アユミ

ススム

あー！ そういえばまだデータの電子化がまだだった！アユミ手伝って！

えぇ，しょうがないなぁ…。

アユミ

ススム

2人でやれば一瞬だって！

ちょっと，電子化するときも注意しないといけないこと，たくさんあるよ！

アユミ

# ▶ 3 情報処理の基礎

　パソコンやスマートフォンをはじめ，近年の情報機器の発展とともに，一般的な表計算データや画像・写真データ，音声データやテキストデータなど様々な形式のデータの蓄積と利用が容易になった。これらを適切に処理・解析することでわれわれは新たな知見を得て，意思決定に活用が可能になる。保健医療分野も例外ではなく，保健事業や日常診療，調査研究により得られた**保健医療情報**は医療の質の向上や効率化，患者への情報提供など様々な目的のために活用されている。

　一方で，これらの保健医療情報は個人を特定しプライバシーを侵害する危険性がある。ここでは，医療情報の適切な管理・処理のため情報処理の基礎を学ぶ。

## A ▷ データの電子化

　**データの電子化**とは，紙媒体などで得られたデータをコンピュータで扱える形式に変換することをいう。しかし，紙媒体などで得られたデータはそのままでは

情報処理に用いることができない。そこで，紙媒体で得られた調査表を元に，コンピュータに入力する作業をとおしてデータの電子化を実現する。

　電子化されたデータは複製や共有が可能であり，業務の効率化につながる。また，後に紹介するデータベースを作成すれば，データの再利用も容易になる。しかし，このようなデータの扱いやすさと引き換えに，電子化データは情報漏洩のリスクが高くなる点や記載された情報の妥当性・正確性の担保に注意する。

　特に個人情報を多く含む保健医療情報の電子化データを取り扱う際には，データへのアクセスにパスワードを設定することや，データの保管場所や責任者を明確にし，目的外での使用や運び出しの禁止，必要時には個人を特定可能な情報を削除するなどの匿名化処理を行うなどの工夫が重要となる。

　また，電子化データを扱う際には，コンピュータの不具合や人為的なミスによるデータの消失を防ぐため，期間を定めて原本を保存することや，日頃からこまめにバックアップをとるなどの対策を行う。インターネットを利用して，データを保存するクラウドストレージ（オンラインストレージ）も近年広く普及しているが，情報漏洩のリスクなどを理解し，利用の是非を判断する必要がある。

## B ▶ 情報セキュリティ

　インターネットが普及し，その利便性の向上とともに，予期できない新たな脅威が発生する可能性がある。コンピューターやネットワーク上にある情報を漏洩，消失，破壊・改ざんなどの脅威から守るため，**情報セキュリティ対策**が必要である。情報セキュリティ対策の基本はまず，使用するコンピューターのOS（基本ソフト）やソフトウェアの更新をこまめにすることである。

　OSやソフトウェアでは，脆弱性とよばれる情報セキュリティ上の問題がたびたび発見される。この問題を解決するため，ソフトウェアメーカーなどから提供される修正プログラムを定期的に適用して，できる限りソフトウェアを最新の状態に保つように心がけることが有効な対策になる。また，コンピューターウイルスの侵入や不正アクセスの防止のためウイルス対策ソフトや総合セキュリティ対策ソフトを導入することも必要である。最後に，IDとパスワードの適切な管理は厳重に行うべきである。この情報が他人に奪われてしまうと，そのほかのどのような情報セキュリティ対策を講じようとも，情報機器や各種インターネットサービスを勝手に利用されてしまうおそれがある。そのような被害に遭わないよう，IDやパスワードは他人に容易に想像されないものを作成する，複数のインターネットサービスで同じパスワードを使い回さないなどの対策が必要である。

## C ▶ データベース

　ある特定のテーマに沿ってデータを集めて管理し，検索，抽出などが容易なよ

うに整理した情報のかたまりのことを**データベース**という。単にデータのみでなく，データベースを管理するソフトウェアも含めてデータベースとよばれる場合もある。データベースは前提としてデータの利用を効率良く行うために作成されるため，あらかじめ統一した形式にして入力するなどの標準化がなされる。第2章で紹介した国民健康保険データベース（KDB）やレセプト情報・特定健診等情報データベース（NDB）は，ともにわが国でも最大規模の保健医療データベースであり，それぞれ市町村や後期高齢者医療広域連合の保健事業計画の作成や医療費適正化計画に用いられている。

## D ▶ レコードリンケージ

　**レコードリンケージ**とは個人の同定が可能な情報をもとに複数の記録を連結（照合）し，単一の記録からだけでは得ることのできない情報を入手可能なデータベースとして作成することを意味する。個人の同定が可能な情報として，氏名や性別，年齢，住所，被保険者番号などが用いられ，このなかから1つもしくは複数を組み合わせてデータ間の情報を連結する。たとえば，第6章で紹介したがんの新規罹患を登録するがん登録データベースに，死亡情報である人口動態統計データをレコードリンケージすることで，がん患者の追跡調査に利用されている。また，KDBは「特定健診・特定保健指導」「医療（後期高齢者医療含む）」「介護保険」などの情報を活用する際にレコードリンケージを行っている。

　このように，レコードリンゲージは，保健医療行政や調査研究の様々な場面で，単一の情報のみでは不可能であった事業計画・評価やリスク評価に活用されている。一方で，個人情報保護の観点で匿名化されたデータ同士のリンケージなど，まだまだ解決しなければならない課題も多く，今後の取り組みが注視される。

"章のまとめ"

ふだん何気なく使っている電子化されたデータやコンピュータって，すごく便利だけど扱いには注意しないとね。

アユミ

そうだね。電子データの危険性をちゃんと知ったうえで適切に使用できるようにならなきゃ。とりあえずはデータを電子化して資料まとめなきゃ。アユミ，一緒にお願いね。

ススム

わかった，頑張ろう！

アユミ

第 9 章

# 要因分析

江木楽町では，高血圧にもかかわらず，定期受診していない人が多く，そのような人が脳血管疾患で死亡することが多いのではないかという話がでた。そこでデータを分析して，町民への啓発に活用しようということになった。手元には，町が実施している過去10年間の町民健診のデータと循環器疾患発症登録から得た町民の脳血管死亡例の一覧がある。しかし，どうやって分析し，皆にわかりやすい結果を出せばよいのか，さっぱりわからない。

### アユミとススムの疑問①

やっぱり，町民の方と話していると，高血圧なのにきちんと受診をしていない人が多い気がする。どういう調査をすれば確認できるんだろう？

ススム

うーん，「高血圧なのに治療をしていない人は，脳血管疾患で死亡するリスクがどのくらい高くなるか」が具体的にわかると，啓発に役立ちそうだね。調査方法はいろいろあるし，まずはそれぞれの特徴を理解しないと。

アユミ

# ▶ 1　調査方法（研究デザイン）

*ある特定の要因にさらされていること

　要因分析は，曝露*と疾病の発症との関係を統計学的に調べる手法であり，主に，生態学的研究，横断研究，コホート研究，症例対照研究がある。

## A ▷ 生態学的研究

　**生態学的研究**とは，集団単位のデータを用いて，曝露の有無と疾患の有無との関係から，疾患の要因を探る方法（図9-1）である。市町村，都道府県，国などの集団単位の分析なので，曝露と疾患の関係性の仮説を立てることはできるが，個人単位でその関係性が成り立つかはわからない。そのため，コホート研究などの個人単位の研究によって，その関係性を確認する必要がある。

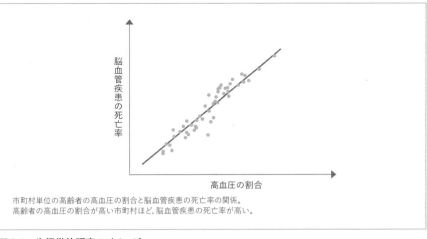

市町村単位の高齢者の高血圧の割合と脳血管疾患の死亡率の関係。
高齢者の高血圧の割合が高い市町村ほど，脳血管疾患の死亡率が高い。

**図9-1　生態学的研究のイメージ**

## B ▷ 横断研究

　**横断研究**とは，一時点におけるデータを用いて，曝露の有無と疾患の有無との関係を調べる方法である。曝露の有無と疾病の有無の関係を同時に調べており，時間的な順序関係（原因が結果よりも時間的に先に起こっているか）を把握していないため，因果関係を評価することは難しく，要因の探索にとどまる。ただし，遺伝的要因や性別など，結果によって変化しない（因果の逆転が起こらない）要因については，因果関係の推定を行うことができる。

## C ▷ コホート研究

　**コホート研究**とは，調査開始時点の曝露の有無からその後の疾病の発症を，将来に向かって調べる方法である（図9-2）。対象集団を一定期間追跡し，特定の要因をもつ集団（曝露群）ともたない集団（非曝露群）の疾病の発生状況を比較することで（曝露群は，非曝露群に比べ，疾病の発症が多くなるのか），曝露（要因）から疾病の発症（結果）との関係を調べる。時間的な関係を把握しているため，因果関係の推定を行うことができる。現時点から未来に向かって調査する**前向きコホート研究**と，過去から現時点に向かって調査したデータを扱う**後向きコホート研究**がある。多くの研究対象者を長期間にわたって観察する必要があるため，調査費用や労力が大きくなる傾向がある。

## D ▷ 症例対照研究

　**症例対照研究**とは，調査開始時点の疾病の有無から過去の曝露状況を，過去に

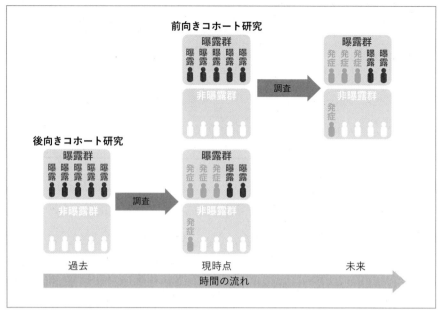

図9-2　コホート研究のイメージ

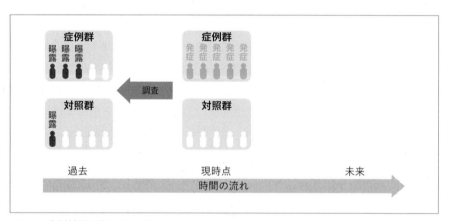

図9-3　症例対照研究のイメージ

さかのぼって調査する方法（図9-3）である。疾病を発症している集団（症例群：患者群）と疾病を発症していない集団（対照群：非患者群）を設定し，過去の曝露状況を比較することで（症例群は，対照群に比べ，どのような曝露が多かったのか），現在の疾病（結果）から過去の曝露（要因）との関係を調べる。症例対照研究における研究対象者は，研究者が任意に設定したものなので，罹患率に関する情報は得られない。過去にさかのぼって調査するため，調査にかかる時間が比較的短く，調査費用や労力を節約できる傾向がある。

　観察研究のなかで，時間的な関係を把握している（因果関係の推定ができる）コホート研究と症例対照研究はその中心をなすもので，それぞれの利点・欠点はあるものの，優劣はない。曝露と疾病の特徴，調査期間，調査費用・労力などを総合的に判断し，どの研究デザインを選択するのかを決定する（表9-1）。

表9-1 調査方法（研究デザイン）の比較

| | 内容 | 調査の対象 | 評価の方法 | 因果関係の推測 | 稀な疾病の調査 | 調査の期間 | 調査の費用・労力 | 曝露の正確性 | 疾病の正確性 |
|---|---|---|---|---|---|---|---|---|---|
| 生態学的研究 | 集団単位で，曝露と疾病の関係を調べる | 集団 | 相関関係 | 困難 | 可能 | 短い | 比較的小さい | | |
| 横断研究 | 一時点における曝露と疾病の関係を調べる | 個人 | 有病割合 オッズ比 | 困難 | 可能 | 短い | 比較的小さい | | |
| （前向き）コホート研究 | 曝露状況から，将来に向かって，疾病の発症を調べる | 個人 | 罹患率 相対危険 寄与危険 | 可能 | 困難 | 長い | 比較的大きい | 正確 | 不正確 |
| 症例対照研究 | 疾病の有無から，過去にさかのぼって，曝露状況を調べる | 個人 | オッズ比 | 可能 | 可能 | 短い | 比較的小さい | 不正確 | 正確 |

## アユミとススムの疑問②

ススム

調査方法によっていろいろな特徴があるんだね。江木楽町には，過去10年間の健診データと循環器疾患発症登録から得た町民の脳血管死亡例の一覧があるから，新たに調査をしなくても，既存のデータを使って調べることができそうだね。

アユミ

うん。曝露（高血圧なのに未治療）から将来に向かっての発生状況（脳血管疾患で死亡）を分析できるデータがそろってるから，後向きコホート研究が適切だよね（図9-2参照）。

ススム

そうだね。コホート研究をしてみよう！ コホート研究を行うと，具体的にどのようなことがわかるのかな？

# ▶2 相対危険

　危険（リスク）は，ある出来事が発生する確率のことである。**相対危険**は，特定の要因をもつ集団（曝露群）の疾病の発症率（発症のリスク）と，要因をもたない集団（非曝露群）の疾病の発症率の比で示される。つまり，「**ある特定の要因に曝露した場合，曝露していない場合に比べて，何倍疾病に罹りやすいか**」を示した指標である。

◆相対危険の算出

| | 脳血管疾患の死亡 | | |
| --- | --- | --- | --- |
| | あり | なし | 計 |
| 高血圧なのに治療をしなかった集団（曝露群） | 25<br>(5.0%) | 475<br>(95.0%) | 500<br>(100.0%) |
| 高血圧の治療をしていた集団（非曝露群） | 10<br>(1.0%) | 990<br>(99.0%) | 1000<br>(100.0%) |

$$相対危険 = \frac{曝露群の疾病の発症率}{非曝露群の疾病の発症率}$$

　江木楽町では，高血圧なのに治療をしなかった集団（曝露群）500人の中で，脳血管疾患を発症した人は25人，一方，高血圧の治療をしていた集団（非曝露群）1000人の中で，脳血管疾患を発症した人は10人だった。曝露群の疾病の発症率は5%，非曝露群の疾病の発症率は1%なので，相対危険は「5」となる。

$$\frac{5\%}{1\%} = 5$$

## A ▷ 累積罹患率比（リスク比）

　相対危険を累積罹患率で計算すると，**累積罹患率比（リスク比）**となる。累積罹患率は，一定期間内に対象集団のなかから観察された新たな疾病の発生率のことである。すべての対象者の観察期間が同一の（または脱落が少ない）場合，累積罹患率を用いる（第2章「地域診断の分析」参照）。**コホート研究**では，一定期間内の固定された対象集団の新たな疾病の発生率を把握できるため，リスク比を算出できる。累積罹患率比の算出の際，罹患の代わりに死亡を用いて計算する方法もある（死亡率比）。

◆コホート研究におけるリスク比の算出

| | | 疾病 | | |
| --- | --- | --- | --- | --- |
| | | あり | なし | 計 |
| 曝露 | あり（曝露群） | a | b | a + b |
| | なし（非曝露群） | c | d | c + d |

$$リスク比 = \frac{a/(a+b)}{c/(c+d)} = \frac{a \times (c+d)}{c \times (a+b)}$$

## B ∴ オッズ比

オッズとは，ある出来事が起きる確率と起きない確率の比である。症例対照研究では，症例群（患者群）と対照群（非患者群）における曝露を受けた割合と曝露を受けなかった割合の比をオッズといい，症例群（患者群）のオッズと対照群（非患者群）のオッズの比を表した結果が**オッズ比**である。

### ◆症例対照研究におけるオッズ比の算出

| | | 疾病 | |
|---|---|---|---|
| | | あり<br>（症例群：患者群） | なし<br>（対照群：非患者群） |
| **曝露** | あり | a | b |
| | なし | c | d |

$$症例群のオッズ = a / c$$

$$対照群のオッズ = b / d$$

$$オッズ比 = \frac{a / c}{b / d} = \frac{a \times d}{b \times c}$$

### ◆オッズ比はリスク比に近似できる

疾患の発生頻度がまれで，症例群・対照群ともに対象集団をよく代表している場合，リスク比の近似値として用いることができる。症例数（患者数：a, c）は，対照数（非患者数：b, d）に対して極めて小さく，曝露群 $a + b \fallingdotseq b$，非曝露群 $c + d \fallingdotseq d$ の関係が成り立つため，オッズ比がリスク比に近似できる。

$$リスク比 = \frac{a /(a + b)}{c /(c + d)} = \frac{a / b}{c / d} = \frac{a \times d}{b \times c} = オッズ比$$

---

### アユミとススムの疑問③

なるほど。コホート研究の場合はリスク比，症例対照研究の場合はオッズ比を計算できるんだね。

ススム

そうだね。この調査はコホート研究だから，リスク比。具体的には，「高血圧なのに治療していなかった場合，治療をしていた場合に比べて，脳血管疾患で死亡する確率が何倍高くなるか」のリスク比を算出できるね。

アユミ

$$リスク比 = \frac{高血圧なのに治療をしなかった集団（曝露群）の脳血管疾患の累積死亡率}{高血圧で治療をしていた集団（非曝露群）の脳血管疾患の累積死亡率}$$

結果は，どうやって示すとわかりやすくなるかな？

ススム

そうだねぇ…。疫学について詳しくない，職場の上司や町民の皆さんにもわかりやすい示し方を工夫するべきだよね。

アユミ

# ▶3 関連の指標

データの特性に応じて，関連を示すいくつかの指標がある。数量データの関係を示す指標に相関・回帰があり，質的データの関連を示す指標にクロス集計などがある。

## A ▷ 2つの数量データを比べる場合

まずは**散布図**を確認してみる。散布図とは，2つの数量データの値を，縦軸，横軸にプロットしたものをいう（図9-4）。変数間に相関関係があるのか，関連の方向性や強さ，はずれ値の存在などについて調べることができる。

相関：2つの関連の強さを −1〜1 までで示す。

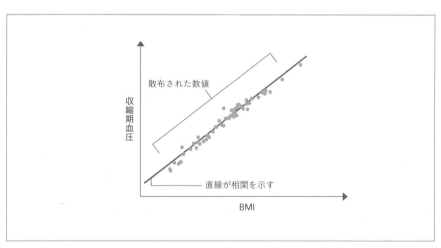

図9-4　相関・散布図の例

表9-2　相関係数の関連の強さ

| 相関係数 | 関連の強さ |
|---|---|
| 0.8〜1.0 | 強い正の相関 |
| 0.5〜0.8 | 中程度の正の相関 |
| 0.2〜0.4 | 弱い正の相関 |
| −0.2〜0.2 | ほとんど相関がない |
| −0.2〜−0.4 | 弱い負の相関 |
| −0.5〜−0.8 | 中程度の負の相関 |
| −0.8〜−1.0 | 強い負の相関 |

相関は2つの変数の直線的な関係を示すものであり，その度合いを数値化したものを**相関係数**\*と呼ぶ。−1〜1までの値を取り，その関連の強さは，一般的に表9-2のように解釈される。

\* ただし，相関係数の解釈の仕方（関連の強さをどう判断するか）は，分野によって異なるので注意する。

回帰：片方が1増えたときにもう片方が増えることを示す。

回帰とは，2つ以上の変数の関係を示すもので，X（独立変数：説明変数）を用いて，Y（従属変数：目的変数）を予測する。回帰式は，単回帰分析では，$Y = aX + b$（図9-5），重回帰分析では$Y = a_1X_1 + a_2X_2 + a_3X_3 \cdots + b$で表される。aを回帰係数とよび，bを切片とよぶ。回帰係数は，X（独立変数：説明変数）が1増加した時にY（従属変数：目的変数）がどの程度変化するのかを示している。

例えば，図9-5で「a」が0.5の場合，「X」の年齢が1歳上がるごとに「Y」の収縮期血圧が0.5mmHg上がることを意味する。

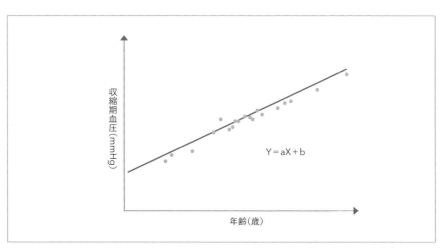

図9-5　単回帰分析の例

◆**クロス集計**　質的データの変数間の関連を知るために，変数を掛け合わせて，集計する方法（「相対危険の算出」参照）である。縦と横に変数を配置してできるセルに数値や割合を示した表を用いる。単純集計では，わかりづらいグループ間の傾向や比較などが可能になる。グラフへの加工も容易なため，グラフなどの図と合わせて活用することで，視覚的にもよりわかりやすくなる。

## アユミとススムの疑問④

なるほど。この調査では，曝露（高血圧なのに未治療）の有無と疾病の発生（脳血管疾患で死亡）の有無を取り扱っていて，質的データの変数間の関連を調べているから，まずは，クロス集計表を使用すればいいんだね（「相対危険の算出」参照）。

ススム

そうだね。それに，この調査では，リスク比を示す必要があるよね。数値だけでなく，棒グラフを併用すると，よりわかりやすく示すことができると思う（図9-6）。

アユミ

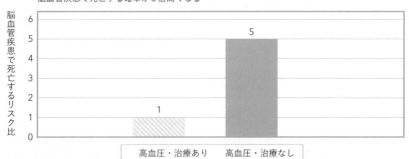

図9-6　**グラフへの加工の例**

確かに！ グラフも用いると視覚的にもわかりやすいね。
あっ，因果関係を分析する際，「見せかけの関係をもたらしてしまう要因」ってあったよね。今回の分析でも，何か気を付けなくていいのかな？

ススム

交絡因子のことだね。高血圧と脳血管疾患の交絡因子の影響を制御することは大切だよね。

アユミ

## ▶4 要因分析での交絡因子とその制御方法

　曝露と結果の双方に関係するため，見せかけの因果関係をもたらしてしまう要因のことを交絡因子という。交絡因子を制御するためには，調査の計画段階で，マッチング(調べたい要因以外について症例と一致する者を選定)・ランダム化(無作為に抽出・割り付け，第12章−2「介入研究のデザイン」参照)・限定（限られた特性をもつ者に限定，第3章−5「限定」参照）などを行ったり，解析段階で，標準化（結果に影響すると考えられる要因で重み付けをして分析，第3章−2「年齢調整（標準化）」参照）・層化（同じ特性をもったグループに分けて分析，第3章−1「層化」参照）・多変量解析，調べたい要因以外の要因を統計学的に処理）などを行う方法がある。

### A ▶ マッチング

　**マッチング**とは，主に症例対照研究で比較する症例群と対照群の2群で交絡因子の分布が等しくなるように対象者を設定する方法である。交絡因子となりそうな特定の要因（性別，年齢，社会階層など）を，可能な限り一致させることで交絡因子の影響を最小限にする。まれに，コホート研究で，曝露群と分布が等しくなるように非曝露群を選ぶことがある。

　例えば，脳血管疾患の症例対照研究で，疾病に罹患した「症例群」に性別・年齢（±2歳など）をマッチングさせた疾病に罹患していない「対照群」を選び，過去の高血圧の治療状況を両群で比較する（図9-7）。すると，性別・年齢の因子を制御した上で，治療状況が疾病の発症にどう関連しているのかを検証できる。

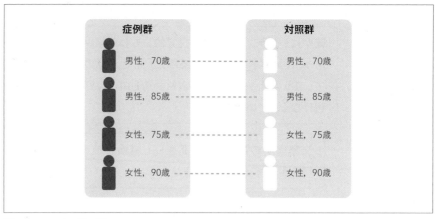

図 9-7　マッチングの例

---

## "章のまとめ"

健診のデータで性別や年齢は把握できるから，交絡因子になりそうな要因をできるだけ制御して分析するといいんだね。

ススム

「高血圧なのに治療していない人は，脳血管疾患で死亡するリスクがどのくらい高くなるか」を調べるためには，コホート研究でリスク比を求めるんだね。

アユミ

あと，調査にはマッチングなどの交絡因子を制御する方法を用いる。得られた結果はデータの特性に応じて図表を使おう。

ススム

よし！早速，分析してみよう！

アユミ

# 第 10 章

# 偶然誤差の分析

$$\boxed{\text{江木楽町　アユミとススムの保健統計}}$$

アユミとススムはいろいろな要因分析を進めていくため，参考となる論文や資料を読み進めていくうえで，確率分布や仮説検定，p値，信頼区間といった用語を目にするようになった。

### アユミとススムの疑問①

ススム

> この前のアンケートで集めたデータで要因分析をしてみようと思って，いろいろな論文や本を読んでいるんだけど，「確率」とか「分布」っていう言葉が出てきて，ちんぷんかんぷんなんだ。

> 私もあんまりよくわかってない。
> 確か，確率分布って『偶然誤差を伴う分析』のときに必要，って大学生の時に須能教授の講義で習った覚えはあるんだけど…。

アユミ

## ▶1 主な確率分布

　第7章で学んだ偶然誤差は，反復測定を行うことである程度評価が可能である。しかし偶然誤差を測定できるほどの反復測定を行うことは，費用や時間の負荷が大きく現実的ではない。このような場合にも偶然誤差を適切に評価するために，観測されたデータ（観測値）や偶然誤差の値，確率について示す，**確率分布**を利用する。ここでは**確率分布**として重要な正規分布と二項分布を中心に紹介する。

### A ▷ 正規分布

　**正規分布**は平均値を中心とした左右対称の釣鐘型で単峰性をもつ分布である（図10-1）。これは平均値付近の値が最も観測されやすく，平均値から離れれば離れるほど観測されにくいことを意味している。大勢の人のテストの点数や身長の測定値などのように，現実世界における観測値は正規分布に従うことが多い。偶然誤差を伴う分析（推定や検定など）ではデータが正規分布に従うことを前提とすることが多く，最も重要な分布といえる。実際，データが正規分布に従うとき，

❶データの平均値・中央値・最頻値が一致する（図10-2）。

❷（平均値）±（標準偏差）の範囲に全データのおよそ69%が含まれ，（平均値）±2×（標準偏差）の範囲に全データのおよそ95%が含まれる（図10-2）。

❸具体的な分布の形は平均値と標準偏差によって決定される。

❹正規分布する母集団からの標本の平均値が従う分布も正規分布である。

などの特性が知られており，これらの特性を利用すれば，反復測定なしに，データが取り得る値を見積もることが可能である。

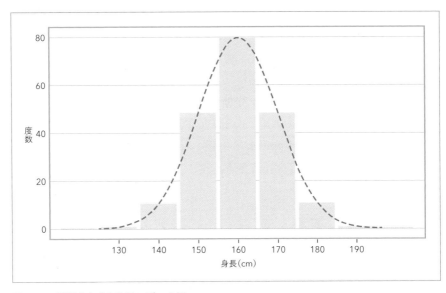

図10-1　正規分布する身長のデータ例

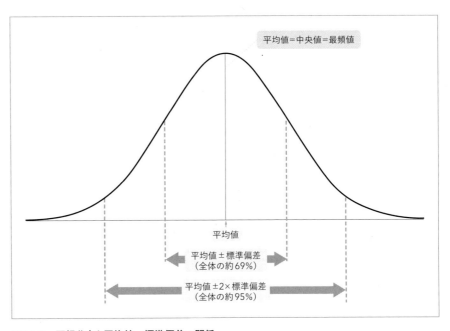

図10-2　正規分布と平均値・標準偏差の関係

## B ▷ 二項分布

　試行の結果，ある確率で成功か失敗のような2パターンのみをとるような場合に，この試行を複数回行ったとき，成功する回数とその確率を対応づける分布を**二項分布**とよぶ。たとえば，表が出る確率が50%（つまり裏が出る確率も50%）のコイン投げを5回行い，表が出る回数の確率は二項分布により求めることが可能である。二項分布をもとに発展させて，前項の正規分布のほか，$t$分布，$x^2$（カイ二乗）分布などがつくられたということを知っておいてほしい。

　医学や疫学分野において，二項分布はある集団における罹患率や有病率などの統計的処理に用いられる。これは，これらの指標が，ある集団において特定の疾患に罹患しているか否かの2つの値の集計結果によって算出される点から，罹患者や有病者の数は二項分布に従うことが仮定できるためである。たとえば，ある年齢階級で，定期的に運度する人の割合が全国で30%と分かっていて，江木楽町でのアンケート調査の結果から，江木楽町のその年齢の住民は高いか低いかを検定したいなどの場合は，二項分布を使う。ただし，実際には後述の$x^2$分布で行うこともできる。

## C ▷ そのほかの確率分布

　上記であげた正規分布や二項分布のほかにも，観測値や偶然誤差の値，確率を示す分布として，$t$分布やポアソン分布，$x^2$分布といった確率分布が存在する。これらの確率分布は観測されたデータの種類に応じて選択され，後述する検定や推定の際に使用される。

---

### アユミとススムの疑問②

アユミ

確率分布っていうのは，データや偶然誤差がどんな確率でどんな値をとるのかを表しているものなんだね。

正規分布や二項分布みたいにいろんな分布があるんだね。でもこれって結局，具体的にどうやって分析に使うんだろう？

ススム

---

# ▶2 統計分析

　要因分析や疫学調査において，標本調査は一般に，その標本を利用して背後に存在する母集団の特性を知ることを目的として実行される。これらの標本調査には偶然誤差が必ず混入するため，これらの影響を考慮する必要がある。本章-1では偶然誤差の評価に使用する確率分布として正規分布と二項分布の説明を行った。次はより具体的に，確率分布を利用して母集団の特性を把握する，**推定**と**検定**，および**多変量解析**という3つの統計学手法について説明する。

## A ▷ 推定〜点推定と区間推定〜

　統計学における推定とは標本を用いて，その背後にある母集団の特性を推し量ることを意味する。推定には，母集団の特性を標本の結果から一点の数値のみで行う**点推定**と，誤差から発生する不確実性を考慮した**区間推定**の2種類が存在する。

　たとえば，江木楽町の住民全員（母集団）の平均血圧（母平均）を求めたいとする。このとき，住民全員の血圧を測定することは困難である。

　そこで，住民台帳から抽出した住民（標本）の血圧のみを測定し，その平均（標本平均）をもって母平均を推定する手法が点推定である。しかし，前述したとおり，標本抽出を用いる場合には，どのような理想的な環境下でも偶然誤差が混入する。そのため，点推定による標本平均と母平均が一致しているという保証はない。そこで，偶然誤差によるずれの影響を確率分布から理論的に求め，幅をもって推定する手法が**区間推定**である。上の例の血圧のデータは正規分布すると仮定できるので，正規分布の特性から血圧の標本平均に関しても正規分布することが仮定できる。そこで正規分布を用いて，仮に標本抽出を何度も行い，標本平均を算出したときのばらつき具合（[標本]標準偏差）が算出可能となる。

　区間推定ではこの標準偏差に関する項 $s_n$ を用いて

区間 ［(標本平均) − (95％信頼係数) × $s_n$，(標本平均) + (95％信頼係数) × $s_n$］

の間に母平均身長が含まれると推定する。

　ここで，「95％信頼係数」は仮に標本抽出と区間推定を100回繰り返せば，そのうち95回は母平均が作成した区間のなかに含まれるように区間の幅を調整する値であり，95％信頼係数を用いた場合の区間推定による区間は95％信頼区間とよばれる。なお，データが正規分布に従うことを仮定する場合，95％信頼係数の値は1.96が用いられる。

　区間推定は点推定に比べて算出や理解が困難であるが，偶然誤差の影響を考慮するという観点から，積極的に利用するべきである。

## B ▷ 帰無仮説と統計学的有意性

統計学における検定とは標本を用いて，その背後にある母集団に関する仮説を検証することを意味する。検定は，最初に仮説を立て，「実際に観測された標本や結果が仮説のもとで観測される確率」の大小をもって，仮説の是非を判断する。つまり，ここでの「実際に観測された標本や結果が仮説のもとで観測される確率」が極端に小さい場合には，たまたま非常に珍しいことが起こったのではなく，最初に立てた仮説は正しくないと解釈するのである。検定において最初に設定する仮説は**帰無仮説**とよばれる。

これはあらかじめ設定する仮説は，無に帰したい（誤りであると言いたい）ものであるためである。以上のように統計学の検定は背理法を用いて仮説の矛盾を導くことで結論を導く。すなわち，帰無仮説の矛盾を導くことで，帰無仮説の逆（対立仮説という）の正しさを主張するのである。統計学の用語では「実際に観測された標本や結果が（帰無）仮説のもとで観測される確率」は**p値**とよばれる。

また，p値が極端に小さいか否かを判断するための基準は**有意水準**とよばれる。有意水準は通常5%もしくは1%で設定されることが一般的である。p値が有意水準5%を下回ったとき，得られた結果はたまたまではなく帰無仮説に矛盾があると判断することを，「統計学的に有意に棄却される」などという。

---

COLUMN ▶ **なぜ帰無仮説を棄却するという面倒なことをするか**

---

「リンゴは赤い」かどうかを検証したいとする。

- ・リンゴを 1 個調べた　　→　赤かった
- ・別のリンゴを 1 個調べた　→　赤かった
- ・リンゴを 100 個調べた　　→　赤かった

では，リンゴは赤いと断定できるか。いやいや，ちょっと待て。

- ・もう一個リンゴを調べた　→　黄色かった

そうなると，「リンゴは赤い」は間違いであることを断定できる。

# C ≫ 具体的な検定

　統計的仮説検定の枠組みは上記で述べたとおりであるが，より具体的な仮説検定は，調べたい仮説とデータの種類で分類が可能である。ここでは，保健医療分野でよく使用される，$x^2$（カイ二乗）検定，$t$検定，相関係数に関する検定を中心に述べる。

**検定の使い分け**
選択式項目の比較：$\chi^2$検定
数量データの比較：$t$検定
数量データと数量データの関連：相関係数に関する検定

## 1. $x^2$（カイ二乗）検定～割合に関する推定と検定～

　**$x^2$検定**は2つの母集団から得られたそれぞれの標本から，割合を算出して差があるか否かを検定する手法の一つである。つまり，「2つの母集団の割合の差が0である」という帰無仮説の検定である。

　たとえば，高血圧の発症状況を比較するため江木楽町と県からそれぞれ1000人と1500人の標本を抽出し，高血圧患者がそれぞれ200人と240人であったとする（つまり，非高血圧患者は800人と1260人）。このとき，抽出元である江木楽町と県の高血圧患者の割合に差があるのかということを統計的に判断する。このとき，図10-3の上段のようなクロス集計表が作成されていることを想定している。

---

　正しいことを証明するのは非常に難しいが，それが間違っていることを証明するのは比較的簡単である。そこで，2つの群で差があるということを言いたいのだが，まずは「差がない」という仮説を立てて，それが間違っていることを検証し，「差がある」ことを示すというのが検定の考え方である。

　このように，証明したいことの反対の仮説を考えて，それが間違っているということを証明し，当初言いたいことの証明を行う方法を背理法という。

　なお，有意差がなかったときに，「差がないことが証明された」と考えるのは間違いである。「差があるとは言えなかった」，つまり「差があるかないか，わからなかった」というのが正しい。人数を増やして再調査すると，有意差が出ることもある。

　また，調査した人数が非常に多いと，事実上意味のないような，ちょっとした差でも統計学的な有意差が出ることがある。2つの群で，それぞれ何％と何％だったのかなどの数字を調べて，それが公衆衛生学的に意味のある大きさの差なのかどうかを考えることが重要である。

標本で実際に観測されたクロス集計表

|  | 江木楽町 | 県 | 計 |
|---|---|---|---|
| 高血圧患者数 | 200 | 240 | 440 |
| 非高血圧患者数 | 800 | 1260 | 2060 |
| 計 | 1000 | 1500 | 2500 |

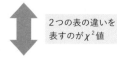

2つの表の違いを表すのが$\chi^2$値

帰無仮説の下で期待されるクロス集計表

|  | 江木楽町 | 県 | 計 |
|---|---|---|---|
| 高血圧患者数 | 176 $\left(1000 \times \dfrac{440}{2500}\right)$ | 264 $\left(1500 \times \dfrac{440}{2500}\right)$ | 440 |
| 非高血圧患者数 | 824 $\left(1000 \times \dfrac{2060}{2500}\right)$ | 1236 $\left(1500 \times \dfrac{2060}{2500}\right)$ | 2060 |
| 計 | 1000 | 1500 | 2500 |

図10-3　想定するクロス集計表例と$\chi^2$検定の考え方

　今，帰無仮説が正しいとすれば，2つの市の高血圧患者の割合に差はないはずなので，江木楽町と県の合計である2500人中440人による440/2500が高血圧患者の発生割合となるはずである。つまり，もし帰無仮説が正しいならば江木楽町の標本1000人中には176人（＝1000人×440/2500）の高血圧患者が含まれるはずであるし，県1500人の標本1500人中には264人（＝1500人×440/2500）が含まれるはずである。しかし実際に観測された江木楽町，県の高血圧患者数（観測値）と帰無仮説が正しいと仮定したもとで算出された高血圧患者数（期待値とよばれる）には差がある。同様に，非高血圧患者に関しても観測値と期待値の差が算出可能である。$x^2$検定ではこれらの差に基づいて算出された**$x^2$値**が**$x^2$分布**に従うことを利用する。

　図10-3で示されたとおり，観測値と期待値の差が大きければ，$x^2$値は大きな値をとり，観測値と期待値の差が小さければ，$x^2$値は小さな値をとる。実際上の例での$x^2$値は6.616となり，$x^2$分布を用いることで，このような値がでる確率（p値）は0.01となる。つまり，仮に偶然誤差の影響を考慮するために何度も反復調査したとしても1%未満の確率でしか起こらない差が検出されたということを意味する。有意水準を5%と設定していれば，これは有意水準を下回る非常に珍しいことであるので，統計的検定の考え方に基づいて，帰無仮説を棄却する。すなわち，2つの市で高血圧患者の発生割合に差があると判断することができる。

　なお，$x^2$検定は独立性の検定ともよばれ，クロス集計された表内で2変数の関連について検定される際にも用いられる。この場合の帰無仮説は「2変数に関連がない」であり，割合に関する検定の場合と同様に，$x^2$値をもって判断を下す。

　独立性の検定は，先ほどの江木楽町と県の高血圧患者200人と240人に関して，

年齢区分でクロス集計を行い，細分化し，異なる年齢区分間で高血圧患者の割合に有意な差があれば，高血圧と年齢に関連があると判断する。割合の検定は独立性の検定の特別な場合と考えることもできる。

## 2. $t$検定〜平均に関する推定と検定〜

$t$検定は2つの母集団から得られたそれぞれの標本の平均値を算出して差があるか否かを検定する手法の一つである。つまり，**「2つの母集団の平均値の差が0である」**という帰無仮説の検定である。基本的な検定の考え方は$x^2$検定と同様で，検定では2つの標本の平均値の差に基づいて計算される**$t$値**が**$t$分布**に従うことを用いて検定を行う。より詳細に述べれば，$t$値は2つの母集団の分散が等しいか否かによって計算手法が異なり，$t$検定の種類も異なる点に注意が必要である[*]。また，薬を投薬する前後の血圧値などのように，同じ集団の異なる2時点における平均値の差を算出できる場合には，同一個体であるという情報を付与して，より正確に検定が可能となる。このようなデータを**対応のあるデータ**とよび，対応のあるデータに対応した$t$値の算出も可能である[*]。

## 3. 相関係数に関する検定

第9章で説明したとおり，相関係数は2つの数量データの関連の程度を述べる指標であるが，標本抽出などをしたデータに関して相関を調べる場合には，偶然誤差の影響を考慮しなければならない。実際に，相関係数に関して信頼区間の計算が可能である。また，相関係数に関する検定も可能である。相関係数の検定においては，「母集団における相関係数は0である」が帰無仮説である。この帰無仮説のもとで検定を行うことで，統計的な判断をもって相関係数を評価することが可能となる。

## 4. 検定の誤り

p値は，「実際に観測された標本や結果が（帰無）仮説のもとで観測される確率」であった。統計的検定においては，この確率が有意水準よりも小さい場合には，**非常に珍しいことがたまたま起こるはずはない**として，最初に立てた仮説が誤りであると判断する。しかし現実世界においては，どんなにまれなことでも，確率が0%でない限り起こり得る可能性がある。つまり，p値が小さかったとしても，今回観測された結果や標本が本当にたまたま発生したという可能性もあり得る点に注意しなければならない。以上のような視点から実は有意水準は，帰無仮説が正しいときに，たまたま小さなp値であっても，5%以下ならば，誤って棄却してもよいということを許容する基準であるとも考えられる。

帰無仮説が正しいにもかかわらず，誤って棄却することを**第一種の過誤**とよぶ。一方で，帰無仮説が正しくないにもかかわらず，棄却しないという誤りも考えら

*分散が等しい場合：studentの$t$検定。
分散が異なる場合：welchの$t$検定。

**＊パラメトリック検定とノンパラメトリック検定**
概ね正規分布しているデータに使うのがパラメトリック検定で，$t$検定はその代表である。一方で，正規分布していないデータに使うのがノンパラメトリック検定である。正規分布しないデータを2群で比べたいときには，マン・ホイットニー(Mann-Whitney)のU検定(2つの非正規分布の母集団の検定)を使う。たとえば，この1週間に運動をした回数などの数量データや，選択肢で調査した順序尺度を男女で比べたいときなどである。パラメトリック検定とノンパラメトリック検定のどちらを使うか，その決め方はいろいろあるが，原則は，ヒストグラムを描いて概ね釣り鐘型の分布かどうかを見て決める。

表10-1 検定の誤り

| 過誤の種類 | 意味 | 覚え方 |
|---|---|---|
| 第一種の過誤<br>（アルファエラー） | 本当は差がないのに，差があるという | あわてんぼうのアルファ |
| 第二種の過誤<br>（ベータエラー） | 本当は差があるのに，差がないという | ぼんやりのベータ |

れる。この誤りは**第二種の過誤**とよばれる（表10-1）。

　第二種の過誤を起こす確率が低ければ低いほど，よい検定と考えることができる。そこで，1－（第二種の過誤を起こす確率）が**検出力**として定義され，利用される。検出力は帰無仮説が正しときに，正しく棄却する確率を意味し，検出力は検定の信頼性を測る基準として利用される。

　一般に，検出力を高める最も単純な方法は抽出する標本のサイズを大きくすることである。しかし，現実には，大量の標本を抽出するというのは費用や時間的な負担が大きく，困難である。また，たとえば，安全性の保証されていない新薬の開発などの際に，必要以上に対象を広げるべきでないという倫理的な側面からも，むやみに標本サイズを大きくするべきではない。そのため，医学・疫学研究における標本の抽出の際には，調査・研究を開始する前に，達成すべき検出力などを設定し，必要な標本サイズを見積もることが求められる。

## D ▶ 多変量解析

　ある集団において，病気の発症に影響を与えている要因を定量化するために，抽出した標本や観察されたデータを用いて分析を行うことがある。第5章で学んだように通常ある疾患の危険因子が単一のもののみで構成されるということはほとんどなく，これらの因子が複雑な関係構造をもちながら疾患発生を引き起こすのが一般的である。このように，考慮すべき要因が複数あるときに，これらの関係構造を明らかにしつつ，要因の定量化を行う手法として**多変量解析**が有効である。多変量解析は複数の要因や変数を扱う統計手法の総称であり，用途や使用するデータに応じて様々な種類の解析手法が提案されている。医学・疫学分野では，従属変数とよばれる変量と独立変数と呼ばれる $p$ 個の変量（要因）の関係式を，以下のように記述する多変量解析手法が一般的である。

$$（従属変数）= a_1 \times （独立変数1）+ a_2 \times （独立変数2）+ \cdots$$
$$+ a_p \times （独立変数 p）+ （誤差）$$

　ここで，$a_1, a_2, \cdots, a_p$ は回帰係数とよばれる変数である。この回帰係数をデータから求めることでそれぞれの独立変数が従属変数に与える影響を明らかにすることができる。

なお，変数間の関係を上記の構造で表して使用する分析手法としては，重回帰分析やロジスティック回帰分析，コックス比例ハザード回帰分析などがあるが，これらの分析手法の大きな相違点は，従属変数として用いるデータの形式である。

　なお，医学・疫学研究においては，これらの多変量解析手法は交絡因子の制御方法として用いられるが，実際に多変量解析を行うときには，R（アール），SPSS，STATAなどの統計計算ソフトを用いる。また，大学の専門家などに相談しながら行うとよい。

## "章のまとめ"

ススム

確率分布を考えると，検定や推定のように母集団の特性を調べることができるのか。

アユミ

そうみたいだね。検定や推定って言葉は難しいけど，標本調査みたいに偶然誤差が混入する分析ではものすごく重要なんだね。

ススム

うーん。いろいろな方法があって難しいなあ…。でもこれができないと，アンケートで集めたデータが無駄になっちゃう。

アユミ

そうだね。がんばって一緒に分析してみよう。

# 第 11 章

# 政策のための分析

アユミとススムがこれまで江木楽町の状況をみてきたなかで，高血圧，糖尿病や脂質異常症の人が多いとわかったため，江木楽町住民で脳血管疾患により亡くなった人のうち，どの要因が占める割合が高いかを計算して，対策の優先順位を決めることになった。第9章で疾患の発生要因についてコホート研究により，相対危険という指標でその要因の相対的な影響度の大きさを推定する研究デザインや計算方法を学んだ。

## アユミとススムの疑問①

相対危険は，その要因をもっている人ともっていない人とで，どのくらい疾病発生や死亡の危険が高いかを示すんだったよね？

その要因がなくなった場合，江木楽町における死亡がどのくらい減らせるのかとか，そういう指標ってあるのかな？

それがわかれば，江木楽町の脳血管疾患対策にもつながりそう！

# ▶1 どの危険因子の影響度が一番大きいのか？

## A ▷ 寄与危険・寄与危険割合

　第9章で学んだ相対危険は，その要因の有無で疾病発生や死亡のリスクが何倍高くなるかという「比」でみる相対的な指標であったが，曝露・非曝露群別の疾病発生率や死亡率を「差」でみた**寄与危険**は曝露群と非曝露群における絶対的な差を表す。たとえば，食塩過剰摂取を曝露要因とした場合，食塩摂取量別の脳血管疾患死亡率がわかると，食塩過剰摂取者の集団では，「人口10万人当たり50人が食塩過剰摂取を原因として過剰に死亡している」指標である。この寄与危険が曝露群の死亡率に占める割合のことを**寄与危険割合**といい，曝露による過剰な死亡率の大きさを割合で示したものになる（図11-1 A）。

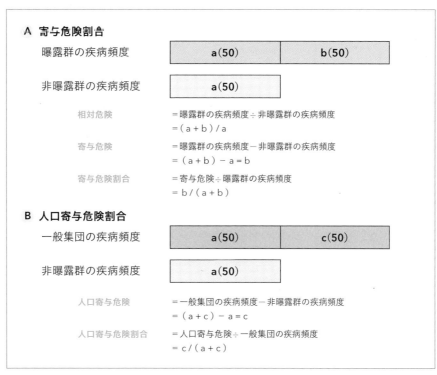

**図11-1 寄与危険割合，人口寄与危険割合**

　江木楽町にあてはめると，食塩過剰摂取（曝露）と脳血管疾患（疾病頻度）において，寄与危険割合の数値が高いほど，高血圧によって脳血管疾患になった人の割合が多いことが分かる。


## B 人口〈集団〉寄与危険・人口〈集団〉寄与危険割合（PAF）

　寄与危険や寄与危険割合はその要因の絶対的なリスクの大きさを示し，便利な指標であることがわかった。しかし，あくまでも要因（曝露）の有無別で比較しているので，江木楽町の住民における各要因の死亡リスクの大きさがどの程度なのかを要因間で比較することができない。つまり，高血圧，禁煙，減塩，運動など，どの対策に一番力を入れると江木楽町の住民の死亡数を減らせるのか，ということはわからない。

　そこで，役立つのが「人口〈集団〉寄与危険」である。たとえば，要因（曝露）を食塩過剰摂取とすると，江木楽町における全体の脳血管疾患死亡率から，食塩過剰摂取ではない人（非曝露集団）の脳血管疾患死亡率を引き算することで，江木楽町での食塩過剰摂取の脳血管疾患死亡に対するインパクトの大きさが算出できる（図11-1 B）。これを割合で示したものが「人口〈集団〉寄与危険割合（PAF）」*という。この指標は先ほどの算出方法のほかに，相対危険と曝露要因の割合からも算出が可能である（図11-2）。

**＊人口〈集団〉寄与危険割合**
Population Attributable risk Fraction（PAF）

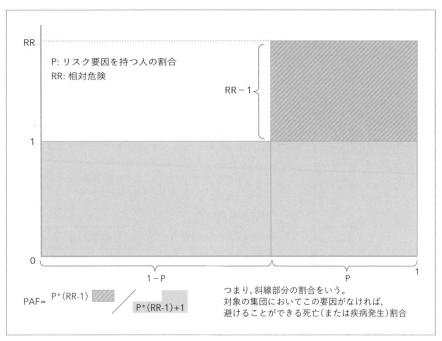

図11-2　PAFの計算イメージ

　塩分摂取が適量の人に対する過剰摂取の人の脳血管疾患死亡の相対危険が1.5だったとしよう。また，運動習慣のある人に対して，運動不足の人における脳血管疾患死亡の相対危険が2.0だったとする。この場合，相対的な死亡リスクでは運動習慣の影響が大きくみえるが，江木楽町では塩分過剰の人が40%，運動習慣のない人が10%だったとすると，江木楽町における脳血管疾患死亡に対するPAFは，塩分過剰摂取が約17%，運動不足が約9%という計算になる（図11-3）。この場合，塩分を控える対策のほうが，運動習慣のない人を減らす対策よりも脳

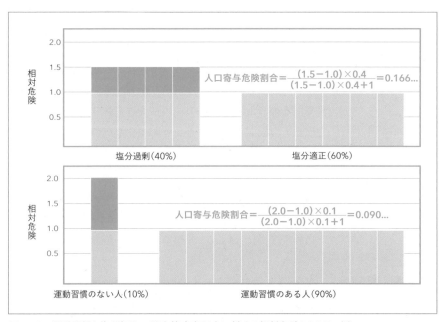

図11-3　運動習慣と塩分摂取の脳血管疾患死亡に対する相対危険とPAFの例

血管死亡を減らすうえでは効率が良いといえる。

　日本の代表的なコホート研究から得られた相対危険[1]と，江木楽町の住民における各種生活習慣の調査を行い，江木楽町の住民の各要因への曝露・非曝露の分布がわかれば，江木楽町におけるPAFを計算できる。地域における対策の優先順位を決めるうえで重要な指標となる。

## アユミとススムのコメント①

江木楽町民を対象とした曝露要因の調査を行って，それを日本人全体の研究結果の相対危険と人口動態統計から把握している死因の死亡数を用いると算出できそう。

アユミ

江木楽町の曝露要因の分布がわかれば人口寄与危険割合を算出して，各疾病に対する対策の優先順位づけができそうだね。

ススム

## アユミとススムの保健統計②

　人口寄与危険割合の算出を通じて，アユミとススムは江木楽町の住民における脳血管疾患死亡予防のために，高血圧の有病者を減らす取り組みをできないかと考え始めた。塩分を控えた食事や運動，また血圧を測定して高血圧の人は医療へつなぐというステップが必要になる。塩分を控えた食事や運動習慣，また定期的な健康診査の受診による血圧チェックという基本的なことが，なかなかできない人たちがいるということが頭に浮かんだ。いわゆる「生活習慣病」とよばれる循環器疾患やがんになる人は，基本的な健康の習慣が身についていないだらしない人なんだろうか。

◆ A さんの例

連れ合いに先立たれて，長く一人暮らしを続けている高齢男性の A さんが先日，倒れて病院に運ばれた。食事はいつもスーパーの出来合いの総菜を食べている。お酒が好きなので，塩辛などお酒に合うものを好んで食べているとのこと。健診にはしばらく行っていなかったので，知らない間に血圧が高くなっていたようだ。若い頃からたばこは 1 日一箱吸うヘビースモーカーだ。

◆ B さんの例

働きながら，高齢の両親の介護と子どもたちの世話を両立させている 50 代女性の B さんも，最近急に体調を崩した。B さんは，パチンコ屋でパートをしていて，仕事の合間をぬって両親の介護をしている。健康に気を使った手料理を作る時間はとれない。

日々の食事は冷凍食品，インスタント食品に頼る食生活である。時間がないので，運動はおろか，健診にも数年行っていない。短期間勤務のため，職場の健康診断の対象ではないと言われているためだ。

### アユミとススムの疑問②

アユミ

> AさんもBさんも，好きで不健康な生活習慣を送っているわけではないような気がするなぁ。AさんやBさんが健康になるためには，どうしたらいいんだろう？

> 個人の努力だけで解決できない，もっと大きな枠組みについてみていく必要があるのかな？

ススム

# ▶2 社会疫学

## A ▶ 健康の社会的決定要因

　これまでの疾病対策では各自の生活習慣を見直し，「個人の努力」で改善することで，疾病を予防する方向性であった。そのため，健康教室のような高齢者の介護予防事業や，減塩教室のような栄養士による料理教室を実施してきた自治体も多い。健康診査は年に数回，市の広報誌やホームページに掲載され，決まった期間に電話予約をした人のみ，後日実施されることが多い。

　このような事業に参加する人の多くは日頃から健康に気遣っており，時間に余裕のある人に限られる。AさんやBさんのように，そもそも健康的な生活習慣をもつことができない「何か別の要因」がある可能性がある。

　病気のなりやすさや寿命などは，個人のもっている生物学的な要因（性，年齢，遺伝的要因）に加え，個人の生活様式や生活習慣により影響を受けるけれど，個人の健康や生活様式を規定するのは，その人を取り巻く社会地域ネットワークやそれを形成する居住環境や職業・働き方，住まい，教育などが社会・経済・文化・環境といった大きな枠組みが健康に対して大きな影響を与えている「**健康の社会的決定要因**」[*]という概念がある[2]（図11-4）。

＊ **健康の社会的決定要因**
Social determinants of health ; SDH

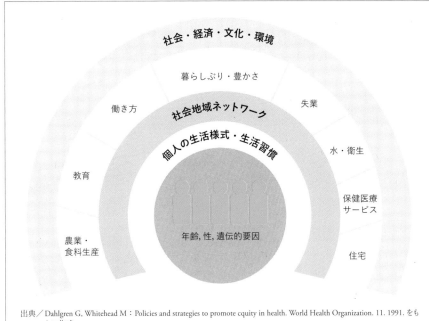

出典／Dahlgren G, Whitehead M：Policies and strategies to promote cquity in health. World Health Organization. 11. 1991. をもとに作成.

**図11-4　健康の社会的決定要因の概念図**

## B ▷ 健康格差

　健康の社会的決定要因により，疾病のなりやすさや寿命が変わることは海外や日本の研究結果からも示されている。日本でも，各種コホート研究や公的統計により，社会的な要因による**健康格差**が顕在化してきた。

　平成30年度の国民健康・栄養調査の結果によれば，世帯所得が低い人ほど，

- 喫煙率が高い
- 歩数が少ない
- 野菜の摂取量が少ない
- 栄養バランスのとれた食事をしている人が少ない
- 健診を受けていない人が多い

ことが示され，所得が低いほど，不健康な生活習慣となっていることが明らかとなった。

　生活習慣や健診受診などで世帯所得による格差がみられ，疾患の有病率，死亡率，健康寿命や平均寿命についても社会経済指標[*]による格差があると報告されている[3), 4)]（図11-5）。

＊個人の収入や職業などの情報が得られない場合に，居住地に基づく社会経済指標（地理的剝奪指標）を使用して健康格差を計測することがある[3)]。行政データは居住地情報を備えていることがあるので，健康格差の経時的なモニタリングに役立てられる。

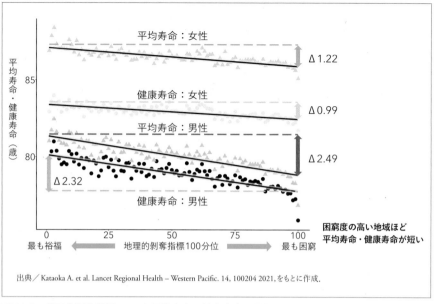

図11-5　地理的剥奪指標(ADI)と平均寿命・健康寿命の関係

出典／Kataoka A. et al. Lancet Regional Health – Western Pacific. 14, 100204 2021, をもとに作成.

## アユミとススムのコメント②

**アユミ**

日本でも世帯所得によって，こんなに健康に関する格差があるなんて…。疾患の要因や予防行動にも格差があって，その結果，疾病発生や死亡において格差が生じていることがわかるね。

**ススム**

江木楽町でも「健康格差」があるんじゃないかな。まずは，手持ちのデータでみれることからみていこう。

## アユミとススムの保健統計③

国は健康日本21（第二次）において，「健康寿命の延伸と健康格差の縮小」を目標に掲げた。江木楽町でも「健康えきがく21」の健康増進計画を立てているところである。江木楽町のホームページに，健康格差に関する状況を掲載し，目標値に格差の縮小を入れてはどうか，と課長に提案することにした。

課長は，さっそく次回の健康増進計画策定委員会で議題にあげてくれるよう，委員に働きかけてくれると言った。特に社会疫学を専門とする委員の医友保健大学の須能教授にこの資料をあらかじめ提示し，意見をもらうことになった。

健康増進計画策定委員会の委員は大学の公衆衛生教室の教授や地域医療機関の医師など学識経験者，健康に関する市民活動にかかわる市民などで構成されている。アユミとススムはその事務局を担当している。

## アユミとススムの疑問③

アユミ

先生，江木楽町においても，健康格差が顕著にあります。特に，循環器系疾患死亡における格差が大きいように思うんです。社会経済指標の低いエリアで各種死因の死亡率が高くて，町の健診受診率も特に低いです。

ススム

先日の健康調査で把握した喫煙率や歩数や栄養に関する項目も軒並みこのエリアで悪くなっています。どうしたら，このエリアの健康状態を改善できるでしょうか？

膨大なデータを用いて，健康格差という視点で多くの重要な資料をまとめられましたね。おかげで江木楽町の課題がみえてきました。
健康格差の課題を解決するには「個人の努力」による生活習慣改善だけでは難しく，一人ひとりが健康的な生活習慣を知らず知らずのうちに送れるような「社会環境整備」が重要視されているんだよ。これまでにいろいろな国や地域で行われてきたことをみてみよう。

須能先生

# ▶3 政策疫学

## A ▷ 予防行動を促すしかけ

　本人が気づかないうちに健康になる社会環境整備の例として，イギリスの大手パンメーカーと国の研究チームが協力し，3年間かけて序々に食塩の量を10%減らしていき，売り上げを落とさずに減塩対策に成功したという事例もある。企業と国が国民の健康のためにかなり大掛かりな「しかけ」をして，成功を収めた好事例がある。

このように行動経済学的な視点で，人々に選択する余地を残しながらも，より
よい方向に行動を誘導しようとする手法で「**ナッジ**」というアプローチがある。
知らないうちに健康的な行動変容ができるような後押しをする「しかけ」をつく
ることである。

**ナッジ・社会環境アプローチの例**
- あだちベジタベライフ
- 子ども向けにキャラクターパッケージの野菜スティック
- 階段に消費カロリー
- がん検診受診の案内リーフレット[5]
- 禁煙飲食店を住民が登録し，応援するサイト「ケムラン」[6]

あまり費用をかけず，工夫をすることにより，人々の行動変容を良いほうに促
すというアプローチで，多くの自治体がナッジや社会環境アプローチに注目して
いる。保健医療分野での活用事例は検証が行われていく段階といえる。古典的な
健康増進のための社会環境整備に関しては，税制改革や法整備があげられる。た
ばこ対策においては，たばこ税を増加させることで，たばこによる税収を減らす
ことなく，喫煙者を減らすことができる政策として，古くから多くの国で実施さ
れ，効果を上げている。受動喫煙対策に関する法制化もすべての労働者の労働環
境からリスク要因を排除するという意味で，健康格差の縮小にも有効な政策であ
る。日本では2020（令和2）年4月には，改正健康増進法が施行され，受動喫煙
に対する規制が強化された。

## B ▷ 部署間連携・住民参加

健康になる環境整備のしかけづくりには，様々な関係者を巻き込んだアクショ
ンが必要になる。たとえば，自然と歩きたくなる・運動したくなるまちづくりに

---

COLUMN ▶

---

公共施設の受動喫煙の防止（原則，屋内禁煙）が掲げられ，飲食店におい
ては，経過措置対象（客席面積100平方メートル以下または資本金5000万円
以下）以外の飲食店では原則屋内禁煙となった。東京都ではより厳しい条件で，
従業員のいる飲食店ではすべて原則屋内禁煙の条例が施行された。しかし，
経過措置対象となる比較的小さな飲食店ではまだ従業員の受動喫煙が防止され
ておらず，法施行に伴い喫煙可能な飲食店が減ったため，喫煙者が喫煙可能
店に集中しており，健康格差の拡大につながりかねないという懸念もある。

は「歩きやすい歩道や緑地・公園」を作る必要がある。健康関連の部署だけでは動かすことのできない事業である。また，それらを作った場合の地域に対するインパクトに関しても検討しておく。関係し得るあらゆる部署の人と課題共有を行い，事業の実施計画を立てる必要がある。

　また，実際にその地域に住む市民の声を聴くことも重要である。どんな環境が足りていないかの事前の調査を行い，住民の健康行動や健康アウトカムと今ある環境との関連を調査・検討することで必要な環境を整備していく。禁煙の飲食店を住民が登録し，応援する活動も住民が参加する健康なまちづくりの一つである[7]。

## アユミとススムのコメント③

ススム

> 江木楽町でも，住民が健康な行動を選択できるような「しかけ」づくりができないかな。

> 次の委員会で，こういう話題が議論されるといいね。関係し得るほかの部署の方や住民の皆さんと，課題を共有する場をもちたいね。

アユミ

## "章のまとめ"

アユミ

> これまでの日本におけるコホート研究によって明らかになってきた各要因の相対危険と，江木楽町民におけるその要因の分布がわかると，江木楽町での優先的に取り組む課題が明らかになるんだね。

> 地域によって優先すべき課題は異なるから，政策介入を行ううえでも重要な分析だね。その課題をどうやったら改善できるかを，いろいろな部署の方や住民の方と一緒に考えていきたいね。

ススム

## 引用文献

1 ） Ikeda, N., Inoue, M., Iso, H., et al. : Adult mortality attributable to preventable risk factors for non-communicable diseases and injuries in Japan；a comparative risk assessment, PLoS Med, 9(1)：e1001160, 2012.

2 ） 近藤尚己：健康格差対策の進め方；効果をもたらす5つの視点, 医学書院, 2016.

3 ） Nakaya T, Honjo K, Hanibuchi T, et al.: Associations of all-cause mortality with census-based neighbourhood deprivation and population density in Japan: a multilevel survival analysis. PLoS One.2014 Jun 6;9(6):e97802.

4 ） Nakaya T, Ito Y. : The Atlas of Health Inequalities in Japan. Springer. 2019.

5 ） 厚生労働省：受診率向上施策ハンドブック（第2版）について. https://www.mhlw.go.jp/stf/newpage_04373.html （最終アクセス日：2021/7/9）

6 ） 屋内完全禁煙の美味しい飲食店を応援する登録サイトQ uemlin（ケムラン）, https://quemlin.com(最終アクセス日：2021/10/26)

7 ） 前掲6).

## 参考文献

・公益財団法人医療科学研究所：「健康の社会的決定要因（SDH）」プロジェクト, 「健康格差の7原則」, 2015年. http://www.iken.org/project/sdh/pdf/15SDHpj_part1_main_ver1_1.pdf（最終アクセス日：2021/7/9）

・近藤尚己：健康無関心層に向けた新しい保健活動；健康格差対策の観点から, 保健師ジャーナル, 71(9)740-745, 2015.

## ▶ 第 12 章

---

# 事業の評価

江木楽町では，歩く習慣を身に付けることを目的としたウォーキング教室が行われている。教室参加者の 90％ が「良かった」との感想を寄せており，そのため，保健師の間でも事業の評判は良い。毎年教室の開催には予算が付き，継続されている。

今年度，この教室の担当になったススムは，昨年度の教室に関する事業評価の資料を確認していた。しかし，教室の効果についてはほとんど書かれていない。ススムは，「せっかく担当になったんだから，参加者に効果があったのか確認したいな」と思った。次の日，アユミに相談してみた。

### アユミとススムの疑問①

90％の人が良いって言ってるし，ウォーキング教室は効果があるってことかな。

満足度だけみて効果ありって考えて，ほんとにいいのかな。

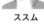

うーん，効果の裏づけをとりたいと思ってずっと考えたんだけど，結局方法がわからなくて途方に暮れちゃったんだよ。

コホート研究でもないし，症例対照研究でもなさそうね。何か別の方法なのかな。

観察研究じゃないのかも…?
どういう研究デザインなんだろう。

## ▶ 1　介入研究とは

　　対象となる集団を観察し，関心のある事象の状況や関連を調べる研究を**観察研究**という。観察研究には，第9章で学んだ横断的研究やコホート研究などが含まれ，たとえば「○○をしている人ほど，△△になりにくい」ということがわかる。しかし，観察研究で得られた結果を実践しても，実際に効果を生み出すとは限らない。実際に有効かどうかは，**介入研究**を行って確認するしかないのである。

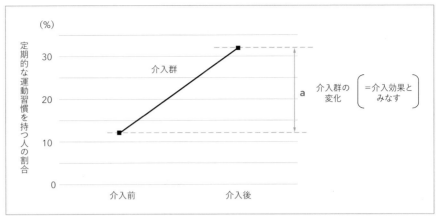

図12-1　対照群を設けない介入研究の結果イメージ

介入研究とは，事例のウォーキング教室のように，何かをやってみて，それが効果を生み出すかを調べる方法である。より具体的には，曝露要因を能動的に割り付け，**アウトカム**[*]（例：疾病）の発生状況を評価する手法である。人為的に曝露させるため，倫理上，人に対して有益である可能性が高いものに限られる[*]。

保健師活動の実践現場では，介入を実施する群，すなわち**介入群**のみを設定する場合がおそらく最も多いだろう。たとえば，ウォーキング教室の参加者を募集し，応募してきた人に教室に参加してもらい（＝介入群に割り付ける），教室内容に即したアウトカムを介入の前後で測定する，などである。この場合，図12-1のように，介入群のアウトカムの変化を介入効果とみなすことになる。この，介入群のみを取り扱うこの方法は，シンプルであり，実施も比較的容易である。しかし，観察された効果は，介入以外の理由で生じた可能性もある。

介入研究の基本的なデザインは，対象者を介入群と**対照群**（何の介入も行わない群）に割り付け，介入前後でアウトカム測定し，それぞれの変化を調べる方法である（図12-2）。対照群を設定するのは，「介入をしなかった場合はどうなるのか」を調べ，得られた効果が本当にその介入によって生じたものかを判断するためである。前述のような対照群を設定しないデザインでは，たとえ介入群で見込

＊**アウトカム**
結果，成果。

＊介入研究は，事前に臨床試験登録を行い，研究の詳細情報（研究デザイン，対象者，介入内容，アウトカムなど）を公開しておく必要がある。日本ではUMIN-CTRなどの臨床試験登録システムがある。

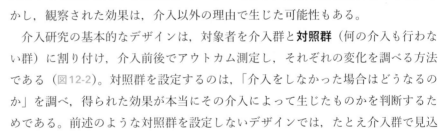

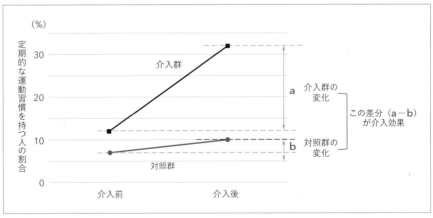

図12-2　対照群を設けた介入研究の結果イメージ

みどおりの変化が表れたとしても，「介入をしなくてもその変化はあったのではないか」という疑問が残る。そのため，できる限り対照群は設定したほうが，厳密に結果を検証することができる。図12-2のように，もしも介入に効果があった場合，介入群のアウトカムは向上するだろう。一方，対照群は介入を受けていないので，アウトカムは変化しないはずである。変化したとしても，それは介入には関係のない自然な変化であるとみなすことができる*。その場合，介入効果は，「介入群の変化」から「介入がなくても変化したと考えられる対照群の変化」を差し引いた分となる。

* たとえば，加齢による変化，季節による変化，測定への慣れによる変化，などがある。

詳しくは後述するが，介入群と対照群の分け方も重要になる。アウトカムを比較することになるこの2群は，比較可能な2群であることが望ましい。たとえば，高齢男性を対象にした運動教室の参加者と比較する群が若年女性であったり，糖尿病患者を対象にした栄養教室の参加者と比較する群が糖尿病に罹患していない一般住民であったりしてはいけない。そもそもまったく異なる特性をもつこれら2群を比べることはできないからである。対照群を設けるのであれば，まずは比較可能性の高い集団を設定するのが原則になる。最も厳密な方法は**ランダム化**\*（無作為化）である。しかし，現実には比較可能な対照群を厳密に設定することは難しいことが多い。そのような場合には，できるだけ2群が比較可能になるような解析手法を用いることがある。

* **ランダム化**
比較する群（介入群・対照群）への割りつけを無作為に行う方法。

## アユミとススムのコメント①

教室参加者と教室に参加していない人を比べてみればいいんだね。

ススム

まさに"実験"ね。

アユミ

# ▶2　介入研究のデザイン

介入研究のデザインは，割り付け，介入対象，比較デザインをはじめとする要素によって決定される。

## Ａ ▷ 割り付け

前述のとおり，介入研究の基本デザインは介入群と対照群に分ける方法である。

この分け方を**割り付け**という。しかし，何でもいいから2つの群に分ければよいというわけではない。割り付けの方法は，ランダム化しているかしていないかによって大きく2つに分けることができる。

## ❶ ランダム化比較試験

第12章 | 事業の評価

ランダム化した介入研究は，**ランダム化比較試験**[*]（無作為化比較試験）とよばれ，介入研究のデザインのなかで最も信頼性が高いデザインとされている。図12-3は，ランダム化比較試験の流れを示したものである。ランダム化比較試験では，対象者を介入群と対照群に分ける際，ランダムに2つの群に割り付ける。なぜランダムに割り付けるのだろうか。それは，ランダム化によって，性別や年齢などの対象者属性，介入前のアウトカムのレベルなど，介入群と対照群の特徴を均等化させ，比較可能な2群にすることができるからである。つまり，男性の割合，平均年齢などが介入群と対照群でほぼ同じになる（対象者の数が多いほど，より厳密に均等化される[*]）。ランダム化は，コイントス（表か裏か）で例えられることが多いが，実際には乱数を発生させて行う。ExcelのRAND関数や乱数生成をしてくれるウェブサイトを利用すると便利である。

ランダムに割り付けを行ったら，実際に介入を実施する段階である。介入終了後には，介入群と対照群でアウトカム（イベント発生[*]）を比較する。ここで，介入群と対照群はランダムに分けられているので，交絡因子（第3章-1「交絡とその制御方法」参照）を含めた背景要因の程度は同じと考えられる。そのため，背景要因は同じだが曝露状況（すなわち，介入の有無）だけが異なる集団について，アウトカムを比較しているのと同じ状況が生まれる。「介入群に含まれた人は，もともと健康だったのではないのか」などの懸念を排除できるのである。

ランダム化比較試験は，介入群と対照群を比較可能にすることにより，交絡を含むバイアスの影響を制御できる，最も強力な介入研究のデザインである。これが，最も妥当性が高いデザインといわれるゆえんである。

## ❷ 非ランダム化比較試験

一方，ランダム化していない介入研究は，**非ランダム化比較試験**（あるいは**準**

[*] **ランダム化比較試験**
Randomized Controlled Trial;RCT

[*] たとえば，十分にシャッフルしたトランプを2つの山に分けた場合，黒い記号（クローバーとスペード）と赤い記号（ハートとダイヤ）の割合はほぼ一緒になるはずである。

[*] **イベント発生**
設定したアウトカムが起こること。たとえば，死亡や病気の発症など。

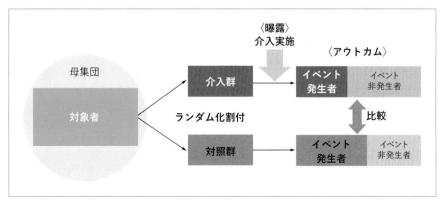

**図12-3　ランダム化比較試験の流れ**

＊ランダム化比較試験では、介入群と対照群のどちらに割り付けられるか事前にわからず、原則割り付け後には群の移動は行えない。対象者である住民の希望や都合に十分に沿えない場合が多いため、保健事業としてランダム化比較試験を行うことについて行政組織内で理解を得るのは難しいことが多い。

＊近年は傾向スコアマッチングや操作変数法などを用いた準実験デザインが提案されており、ランダム化比較試験に近い結果を得られるようになっている。

実験デザイン）と称される。この場合、ランダム化比較試験でクリアできていた問題が生じてしまう。つまり、介入群と対照群が比較可能な2群にならないのである。行政の保健事業として何らかの介入を実施する場合には、ランダム化することが難しい場合が多い＊。しかし、難しいから諦めるのではなく、真の効果を導くためにできるだけバイアスを取り除く必要がある。解析の段階で統計学的調整によって交絡を取り除く（表12-3参照）など、次善策を講じることが重要である＊。

## B ▶ 介入対象

　介入研究は、介入する対象のレベルによって、個人に対して介入を行う**臨床試験**と、地域に対して介入を行う**地域介入研究**に大別される。臨床試験は、たとえば薬やワクチンの治験のような臨床場面での介入研究である。時に、禁煙教室や運動教室などの公衆衛生学的実践まで含まれることがある。しかし、保健師活動

---

COLUMN ▶ **健診受診率向上のための勧奨方法の効果検証**

---

　ランダム化比較試験は、薬や運動の効果を検証する際に使用されることが多い。しかし、行政事業でも実施可能である。

　神奈川県横浜市では、国民健康保険加入者の特定健康診査（以下、特定健診）の受診率向上のために、ナッジ（第11章-3「政策疫学」参照）を活用し、ショートメッセージサービス（SMS）による受診勧奨の取り組みを行っている。ここでは、2019（令和元）年の取り組みを紹介する。横浜市国民健康保険加入者約50万人の中から、「40～59歳」「直近3年間で未受診」「横浜市が携帯番号を把握」の条件を満たした約1万人を抽出し、ランダムに4つの群に割り付けた（各群約2500人）。表のような3種類のナッジメッセージと標準的メッセージの計4種類を用意し、群ごとに別々のメッセージをSMSで送信した。その結果、標準的メッセージに比べ、ナッジメッセージを受信した群ではその年度の特定健診受診率が統計学的に有意に高かった（図、最大1.8ポイン

表　受診率向上のためのナッジメッセージと標準的メッセージ

| | 種類 | 説明 | 実際のメッセージ |
|---|---|---|---|
| ナッジ | 社会規範 | 社会的に受診が求められていることを認識させ、受診を促すナッジ | 未受診者に特定健診を受けてもらうよう、国の指導を受けています。3月末までの受診をお願いします(無料)。 |
| | インセンティブ | 金銭的なインセンティブを明示し、受診を促すナッジ | 1万円相当の特定健診が無料で受診できます。3月末までに受診をお願いします。 |
| | タイムリー | 現時点で未受診であることを認識させ、受診を促すナッジ | 確認したところ、特定健診が【未受診】でした。3月末までの受診をお願いします(無料)。 |
| 標準 | | 一般的な行政の受診勧奨メッセージ | 横浜市国民健康保険では、特定健診を無料で受診できます。3月末までに受診をお願いします。 |

は，必ずしも個人を対象にしたものばかりではない。地域全体を割り付けや介入のターゲットにした活動もあり，その場合には，地域介入研究の枠組みを用いて介入を評価する。

地域介入研究のなかでも，デザインは様々である。たとえば，割り付けは地域単位で行い，アウトカムの比較は個人単位で行う方法（クラスターランダム化比較試験）や，割り付けもアウトカムの比較も地域単位で行う方法などが存在する。

## C ▶ 比較デザイン

本章-1「介入研究とは」でも説明したように，介入研究の比較デザインは多様である（図12-4）。

ト高）。以上から，効果は大きくないものの，ナッジメッセージは，通常使われるメッセージよりも受診率向上に寄与することがわかった。

メッセージを変更する場合，変更前（例：変更前の年度）と比べて，受診率がどのくらい変化したかを調べることが多い。しかし，変更前と現在では，比較する対象はまったく同じではない。そのため，ランダムに割り付けて4群の特徴を均等化させたうえで，メッセージごとの受診率を比較している。

このように，行政事業でもランダム化比較試験は実施可能なのである。近年，行政では**根拠に基づいた政策立案（Evidence-Based Policy Making）**という考えが広がり，エビデンスレベルの高いデザインで事業評価を行う重要性が高まっている。

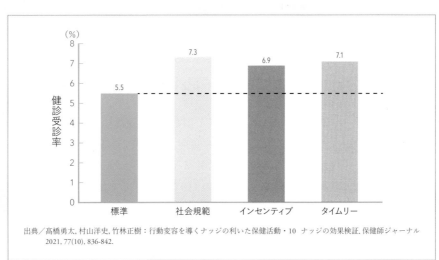

出典／髙橋勇太，村山洋史，竹林正樹：行動変容を導くナッジの利いた保健活動・10 ナッジの効果検証.保健師ジャーナル 2021, 77(10), 836-842.

図　メッセージ内容ごとの特定健診受診率

| 1群前後比較デザイン | 2群前後比較デザイン | 複数群前後比較デザイン | クロスオーバーデザイン |
|---|---|---|---|
| $O_{A1}$ X $O_{A2}$ | $O_{A1}$ X $O_{A2}$<br>$O_{B1}$ $O_{B2}$ | $O_{A1}$ $X_a$ $O_{A2}$<br>$O_{B1}$ $X_b$ $O_{B2}$<br>$O_{C1}$ $O_{C2}$ | $O_{A1}$ X $O_{A2}$ $O_{A3}$<br>$O_{B1}$ $O_{B2}$ X $O_{B3}$ |

**図12-4　様々な介入研究のデザイン**

### ❶ 1群前後比較デザイン

対照群を設けず，介入群のみで介入効果を調べるデザインは，比較的実行しやすいデザインである（図12-1）。しかし，対照群がないため，生じた変化が本当に介入によるものかどうかが判断できないという問題は残る。たとえば，喫煙者を対象とした禁煙教室を行い，参加者にのみ教室前後で測定を行ったとする。教室の前後で禁煙に対する意欲が向上し，実際に禁煙を始めた人が増えたという結果が得られたとしても，介入期間内にたばこの値上げが行われていたとしたら，この結果は本当に教室によって導かれた効果とは断定できない。同様に，子どもを対象にいじめを予防するためのワークショップを開き，参加した子どものみにワークショップ前後で測定を行ったとする。ワークショップ前に比べ，ワークショップ後にはいじめは良くないという意識が高まっていたとしても，その高まりは子どもの正常な成長・発達の範疇かもしれない。対照群を設けないデザインでは，こうした外的要因や成熟による影響が制御できない。これでは，再び同じ介入を実施したとしても，同じ結果が得られない可能性が生じてしまい，結果の再現性（これを内的妥当性という）が脅かされてしまう。そのため，介入研究を行う場合には，できるだけ対照群を設定したほうが明確な結論を得ることができる。

### ❷ 2群前後比較デザイン

介入研究の基本デザインであり，ここまでに何度も説明してきた（図12-2）。介入群と対照群の2つの群を設定するデザインである。

### ❸ 複数群前後比較デザイン

効果を調べたい介入が2つ以上ある場合には，3つ以上の複数群に分ける方法もある（たとえば，「介入群1」「介入群2」「対照群」）。運動教室を週にどのくらい行うと筋量増加の効果があるかを調べたい場合には，「週2回実施群」「週1回実施群」「実施なし群」の3群を設定する方法が考えられる。実施なし群と比較した週2回実施群の効果が，週1回実施群よりも高ければ，運動頻度は多いほうが効果が高いという結論になる。

### ❹ クロスオーバーデザイン

少し変則的なデザインとして，**クロスオーバーデザイン**（交差法）がある。基

本的なクロスオーバーデザインは，全体を2つの期間に分けて考える。2群を設定した場合,前半には一方の群には介入を行い，もう一方には介入を行わない（非介入）という通常の比較試験を実施する。しかし，後半では，介入と非介入を入れ替える。今度は介入を行わなかった群に対して，同じ介入を行う。このデザインは，介入を受ける群が2つになるため，より大きなサンプルサイズで介入効果を検証できる点，介入後のアウトカムの変化を調べられる点がメリットである。また，どちらの群に割り付けられても介入を受ける機会が等しくあるため，倫理的にも許容されやすいデザインといえる。

　最初に介入を行い，その後非介入になる場合，介入効果が非介入期間にまで持続することを**持ち越し効果**と呼ぶ。治験などの臨床研究では，非介入期間の位置づけが曖昧になってしまうため，この持ち越し効果が生じないことを重視する。持ち越し効果が生じないようにするために，介入期間と非介入期間の間に一定の間隔（**ウォッシュアウト期間**）を設けることがある。しかし，実際の保健活動の現場では，持ち越し効果をゼロにすることは極めて困難である。たとえば，体操教室という介入を行った場合，多くの参加者は教室終了後も自宅で体操を継続するであろうし，それを禁止することは現実的に難しい。そのため，介入後の非介入期間は，純粋に介入がない期間と考えるのではなく，介入が継続されている期間とみなす方が自然である。

### ❺ そのほかのデザイン

　ほかには，介入前に測定を行わず，介入後にだけ評価を行うデザインもある。たとえば，「以前と比べて運動へのやる気が高まったか」という質問をすれば，介入前からの変化を知ることができる。測定が1回で済むため，実施が容易である。しかし，この方法では厳密に介入による変化をとらえることができないため，結果の信頼性は低いといわざるを得ない。やはり，できるだけ事前と事後の両方で測定を行い，その変化を把握できる研究デザインのほうが望ましい。

---

### アユミとススムのコメント②

アユミ

介入研究って一言にいっても，いろんな形があるんだね。

状況によって使いやすいものもあれば，ちょっと難しそうなものもあるね。行政の事業として教室を行うときには，ランダム化比較試験はちょっと難しそうだな。でも，ほかの介入研究のデザインは取り入れられそうな気がする。

ススム

---

別の日，ススムはウォーキング教室の内容を考えるため，前年度の資料を確認していた。教室では，からだのしくみや筋力運動についての座学が多い。歩き方の練習もするようだが，保健センターの部屋で数メートル歩くだけのようだ。

## アユミとススムの疑問②

ススム

「これでちゃんと歩く習慣が身に付くんですか?」って先輩に聞いてみたんだよ。そしたら，「毎年これでやっているし，参加した人も喜んでいるんだから，これでいいんじゃない?」って。そういうものなのかな?

でも，目的と実施することが合ってないと，やっぱり成果って出ないんじゃないかな。

アユミ

# ▶3　精度の高い成果を得るために

## A ▶ ロジックモデル

　介入研究で重要なのは，適切にアウトカムを設定し，介入効果（今回の場合は，ウォーキング教室の効果）を測定することである。介入内容に対応していないアウトカムを設定してしまうと，いくらすぐれた介入を行ったとしても，その有効性を十分に評価することはできない。逆に，達成したい目標が明確であっても，介入内容がそれに合致していなければ，目標は達成されにくい。

　この不一致を避けるために，介入に関連する一連の論理（ロジック）を整理し，関係者で共有しておくことが重要である。介入（事業や施策）の論理的な構造，すなわち，「Aを実施することで，Bが変化し，さらにCが変化することが期待できる」といった流れを示したものを**ロジックモデル**（図12-5）という。このロジックモデルを作成し，介入実施にかかわる資源やコスト，介入内容の計画，期待される変化や達成しようとする結果を体系的に整理しておくとよい。つまり，介入において，

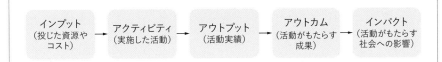

図12-5 ロジックモデルの流れ

表12-1 ロジックモデルの設定例

| インプット | ・予算10万円<br>・保健師2名，事務職1名，運動指導士1名(外部委託)<br>・保健センターのセミナー室を使用<br>・ウォーキングコースや公園の情報について，町の公園課と連携<br>・広報誌，町のホームページでの周知，チラシを作成し，町の掲示板に貼る<br>・準備のための打ち合わせ(2時間×2回) |
|---|---|
| アクティビティ | ウォーキング教室(2時間×5回)<br>第1回：オリエンテーション，参加者自己紹介，歩く仕組みを知る(講義)<br>第2回：正しい歩き方を知る(講義+演習)<br>第3回：江木楽町を知り，自分のウォーキングマップを作る(演習)<br>第4回：江木楽町のウォーキングサークルの紹介，みんなで一緒に歩いてみよう(演習：実際に外に出る)<br>第5回：「歩く」を続けるために(グループワーク) |
| アウトプット | 教室参加率↑／脱落率↓，教室満足度↑ |
| 短期アウトカム | 自己効力感↑，ウォーキング頻度↑，歩数↑，身体活動量↑ |
| 中・長期アウトカム | ウォーキング頻度↑，歩数↑，身体活動量↑，健康状態↑ |
| インパクト | 住民の中でウォーキングを習慣化している人の割合↑，住民全体の身体活動量↑，住民全体の健康レベル↑ |

- どのくらいの資源やコストを投じるか（**インプット**）
- そのうえで，何を行うか（**アクティビティ**）
- アクティビティを行うことによって，参加者からどういう反応が得られるのか（**アウトプット**）
- アウトプットが得られた結果，参加者個人の何が変化するか（**アウトカム**：短期，中期，長期で分けて考えるとわかりやすい）
- さらに，参加者へのアウトプットが得られた結果として，社会的にどのような影響があるか（**インパクト**）

を整理し，それぞれがつながるかを確認しておくと，ススムの疑問は解消されるだろう。表12-1にウォーキング教室でのロジックモデルの例を示す。

今回のウォーキング教室は，「歩く習慣を身に付けること」を目的としている。そのため，からだのしくみや筋力運動の座学，歩き方の練習だけではなく，正しい靴の選び方，江木楽町でのおすすめウォーキングコースの紹介，参加者どうしがウォーキング仲間になれるような働きかけ（仲間づくり），なども目的達成には必要だと考えられる。

教室の評価では，参加者の満足度も重要だが，これはあくまでアウトプットである。アウトカムとして，教室目的がきちんと達成できているかを測定する必要がある。短期的には，教室前後での「定期的にウォーキングができそうだという

気持ち（自己効力感）の変化」「ウォーキングの頻度の変化」「歩数や身体活動量の変化」などを測定するとよいだろう。中長期的には，「ウォーキングの頻度の変化（あるいは維持）」「歩数や身体活動量の変化（あるいは維持）」，そして，歩く習慣が身に付くことによる「健康状態の変化」までをアウトカムとして測定できると事業評価としては十分である。

さらに，教室がきっかけで地域にウォーキングが広まり，仲間同士で誘い合って歩く人が増えるとすると，インパクトとして，住民の中で習慣化できている人の割合や，住民全体での身体活動量や健康レベルの向上も見込むことができる。

## B 研究デザイン

**＊バイアス**
偏り（第7章-2「誤差」参照）。

真実に近い結果を導き出し，意味のある保健事業を計画，実施するにはどうすればよいだろうか。それはできる限り**バイアス**＊を取り除くことである。すべての研究には，多かれ少なかれ何らかのバイアスが含まれている。バイアスは，結果をゆがめ，誤った結論を導いてしまう原因になる。精度の高い結果を得るためには，バイアスを最小限にする取り組みは必要不可欠といえる。

方法の一つは，研究実施前の段階において研究デザインを十分に検討することにある。ここまでに学んだ内容を，研究デザインという枠組みで整理してみよう（表12-2）。

大きくは**観察研究**と**介入研究**に分けられる。

### ❶ 観察研究

観察研究は，対象となる集団のありのままを観察する研究で，そこから関心の

表12-2　疫学研究デザインの一覧

| | デザイン | | 特徴 |
|---|---|---|---|
| 観察研究 | 記述疫学 | | 集団の疫病分布の特徴に基づき，疫学特性を解明，仮説を設定する |
| | 分析疫学 | 横断研究 | 一時点における曝露とアウトカムを同時観察し，関連を検討する |
| | | 生態学的研究（地域相関研究） | 集団単位のデータによって曝露とアウトカムを比較する |
| | | コホート研究 | 集団を要因の曝露状況によって分類し，長期にわたって前向きに追跡し，アウトカムの発生状況を比較する |
| | | 症例対照研究（ケースコントロール研究） | アウトカム発生状況によって症例群と対照群を設定し，過去にさかのぼって後ろ向きに追跡し，曝露状況を比較する |
| 介入研究 | 非ランダム化比較試験，前後比較デザインなど | | 現場で実施がしやすい |
| | ランダム化比較試験 | | 対象者個人や地域に対してランダム化して介入を行うことで交絡などの影響を制御した妥当性の高い結果が得られる |

ある事象の状況や関連を調べる研究方法である。観察研究は、**記述疫学**と**分析疫学**に分けられる。

◆**記述疫学**　変数の分布を記述することに関心がある場合に使用する研究デザインである。因果関係の検証は含まないが、得られたデータは状況把握や仮説構築に用いられる。症例報告が含まれる。

◆**分析疫学**　曝露とアウトカム(例：疾病発症や死亡)との統計学的関連を確かめ、要因の因果性を推定することを目指した研究デザインである。記述疫学などで得られた仮説を検証することを目的としており、横断研究、生態学的研究、コホート研究、症例対照研究が含まれる。

## ❷ 介入研究

介入研究は、対象者に何らかの介入を行う実験的な研究である。介入する対象が個人の場合には、臨床試験、地域の場合には、地域介入試験となる。割り付けに関しては、最も結果の信頼性が高いのがランダム化比較試験である。

選択する研究デザインは、予算、タイミング、関係者の理解度など、その時の状況に影響される。いずれにしても、その時にとれる最善の方法を選択することが大切である。

## C ▶ 交絡の制御

交絡因子を制御することも、精度の高い結果を得るためには重要である。**交絡の制御**は、多くの場合、解析の段階で必要になる。

交絡の制御方法として、限定、層化、標準化、マッチング、統計学的調整、ランダム化があげられる（表12-3）。ランダム化が最も精度の高い交絡の制御方法

表12-3　**交絡の制御方法の一覧**

| 制御方法 | 概要 |
|---|---|
| 限定 | 交絡因子のレベルを絞り込んで、対象集団を制限する<br>例：非喫煙者のみでの解析 |
| 層化 | 交絡因子によっていくつかの層(サブグループ)に分ける<br>例：年代別での解析 |
| 標準化 | 2つ以上の集団で観察される疾病の発生状況を比較する場合、基準集団を定め、それぞれの集団の性別や年齢の分布をそろえる<br>例：標準化死亡比 |
| マッチング | 症例(ケース)に対して対照(コントロール)を選定する際、交絡因子のレベルを一致させる<br>例：症例と同じ性別、年齢の対照を選び、ペアにする |
| 統計学的調整 | 多変量解析などの手法を使用し、統計学的に交絡因子の影響を補正する<br>例：ロジスティック回帰分析 |
| ランダム化 | 無作為に割り付けることで、背景因子を均等化させ、交絡を取り除く<br>例：ランダム化比較試験 |

だが，主に介入研究で用いる方法である。ランダム化は，解析段階ではなく，介入実施前に行われる。それ以外の方法は，観察研究でも介入研究でも用いることがある。特に，ランダム化割り付けを行っていない介入研究では，観察研究と同じように交絡が存在してしまっているため，統計学的調整，マッチング，層化などの方法で交絡を制御する必要がある。

## D ▶ システマティックレビュー，メタアナリシス

同一のテーマに対して，複数の研究論文が結果を発表していることはよくあることだ。気になるのは，「結局のところ，結論はどうなのか」という点である。もし，多数の論文がある結果を支持していれば，その結果は確かなものと判断できるだろう。

### ❶ システマティックレビュー

あるテーマに関する論文を系統的，網羅的に収集し，個々の論文の質（信頼性，妥当性，適用性など）を客観的に吟味し，現時点における結論を導く方法を**システマティックレビュー**という（図12-6）。介入研究をレビューして，ある介入の有効性についての結論を出すこともあれば，観察研究（主にコホート研究や症例対照研究）をレビューし，アウトカムに対するリスク因子の強さやスクリーニング検査の正確性について検討することもある。

### ❷ メタアナリシス

システマティックレビューのなかでも，特に複数の研究の知見を定量的に統合する作業を**メタアナリシス**とよぶ。具体的には，効果指標の値を統計学的に統合し，統合値と信頼区間を計算する。複数の研究で得られた効果が一致しない場合，個々の研究の標本サイズが小さく有意な効果を見いだせない場合，大きな標本サイズの研究が経済的・時間的に困難な場合に，このメタアナリシスを用いること

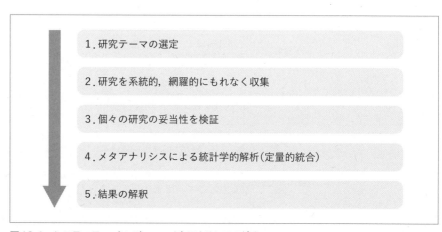

1．研究テーマの選定

2．研究を系統的，網羅的にもれなく収集

3．個々の研究の妥当性を検証

4．メタアナリシスによる統計学的解析（定量的統合）

5．結果の解釈

図12-6　**システマティックレビュー，メタアナリシスの流れ**

が有用とされている。ただし，同一のテーマであっても，研究手法や測定方法などが不均一な（異質性が高い）場合や定量的に統合するのに不十分なデータの場合は，統合が難しいこともある。

システマティックレビュー，およびメタアナリシスによって得られた結果は最もエビデンスレベルが高いとされている（本章3-E「エビデンスの強さ」参照）。そのため臨床現場での治療ガイドラインなどを開発する際には，システマティックレビューやメタアナリシスによって得られた結果が用いられることが多い。

## E ▷ エビデンスの強さ

実施した研究や先行研究によって生み出された知見が，臨床や地域で実践活動を展開するうえでの**エビデンス**（科学的根拠）として十分なものかどうかを判断する基準に，エビデンスの強さがある。エビデンスの強さは，採用した研究デザインによっておおむね決定される。そのため，研究デザインを分類することで，その研究のエビデンスの強さを示すことが可能となる。エビデンスの強さを階層化したものは，一般的に「エビデンスのピラミッド」として知られている（図12-7）。

レベルが高い研究デザインを用いた研究から得られた知見は，低い研究デザインを用いた研究から得られた知見に比べて，因果関係の推論に際して問題になるバイアスが少なく，そのため科学的妥当性が高い知見と判断できる。論文を読む

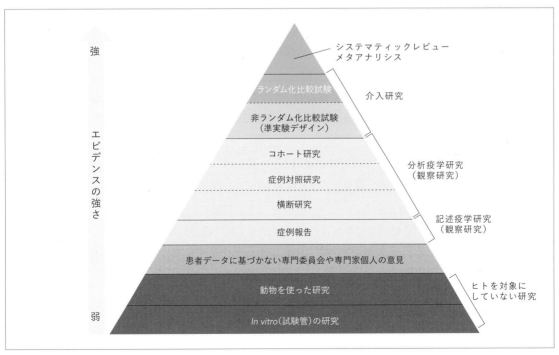

図12-7 **エビデンスのピラミッド**

際，その研究の研究デザインに注目すれば，その研究の知見がどれほどのエビデンスの強さをもつかを推測することが可能である。

エビデンスの強さの最上位にあたる研究デザインは，システマティックレビュー，メタアナリシスである<sup>*</sup>。介入研究，コホート研究や症例対照研究といったエビデンスレベルの高い個々の研究を統合している点で，より科学的妥当性に優れていると考えられている。次いで，介入研究，コホート研究や症例対照研究を含む分析疫学研究が並ぶ。

観察研究は，介入研究よりもレベルが低いものの，疾病のリスク因子や予後などの知見は観察研究からしか得ることができないため，観察研究からのエビデンスは重要な役割を担っている。このように，エビデンスの強さだけでなく，それぞれの研究デザインがもつ意義や有用性についても理解しておくことが重要がある。

※ある地域での疾病頻度を知りたい場合の疫学研究では，エビデンスレベルの最上位はその地域の無作為抽出調査とされている（Oxford center for Evidence-Based Medicine 2011）。

## アユミとススムのコメントと疑問③

ススム

ロジックモデルを使えば事業の目的，内容，評価項目が整理できそう。ほかの人にも説明しやすそうだな。

そうだね。でも思い返してみると，この一連の流れがうまくつながっていない事業って，いっぱいあるかもね。

アユミ

ススム

エビデンスの強さも重要だね。1つの論文の結果だけ取り上げて，「効果あり！」っていっている宣伝がたまにあるけど…。

エビデンスがどのくらい強いかって視点でみてみると，違ったふうにみえるかもね。

アユミ

ススム

ここまで勉強してきたことがつながってきた感じだね。何だか，研究がわかってきた気がするぞ。

ところで，「因果関係」って言葉がたくさん出てきたよね。よく聞く言葉だけど，具体的にはどういうことなんだろう。

アユミ

# ▶4 因果関係

## A ▶ 因果関係とは

「Aが起こるとBが起こる」かつ「Aが起こらなければBが起こらない」ような状態，すなわち，「Aが原因でBがその結果」という関係を**因果関係**とよぶ。疫学研究では，因果関係を突き詰めることが非常に重要である。何らかの介入（治療や政策など）を行う場合，AとBのどちらが原因となる要因かがわかっていないと，効果がない（最悪の場合には有害な）介入を実施する可能性があるからである。

しかし，疫学が対象とする現象のほとんどは，原因と結果，そして多くの交絡因子が極めて複雑に絡み合っている。そのせいで，時として私たちは誤った判断をしてしまうことがある。たとえば，AとBには因果関係がまったくないものの，交絡因子が原因で見かけ上の関連が観察される場合がある。逆に，AとBには関連があるのに，交絡のせいで関連が観察されない場合もある。適切で妥当な保健事業を実施し，評価するためには，これらに惑わされず，因果関係を正しく解釈する必要がある。

交絡因子を強力に制御できるランダム化比較試験は，因果関係を同定するための最も厳密な方法といえる。しかし，ランダム化比較試験の実施は容易ではない。そのため，通常は複数の観察研究の結果を総合的に評価して，因果関係を判断することになる。

## B ▶ 因果関係の判断基準

＊ 表12-4の5基準に，量反応関係，説得性，実験的証拠，類似性を加えたものである。

因果関係を推測する目安として，ブラッドフォード・ヒル（Bradford Hill）の9つの判断基準が有名である＊。ほかには，ヒルの判断基準をもとに，アメリカ公衆衛生局長諮問委員会は1964年に「喫煙と健康」の因果関係の推測に用いた5つの基準を提唱している（表12-4）。

とはいえ，この判断基準はあくまで推論のための目安にすぎない。すべてを満たせば因果関係が成立するわけでもないし，すべてを満たさないから因果関係が成立しないわけでもない。しかし，分析結果を考察する際や論文を読む際には，これらの基準を参考にすれば，因果関係を推測することが容易になる。

表12-4　アメリカ公衆衛生局長諮問委員会が提唱した因果関係の5つの基準

| 基準 | 視点 |
|---|---|
| 強固性 | どの程度強く関連しているか |
| 一致性 | 異なる対象者，地域，状況，期間でも，同一の結果が得られるか |
| 特異性 | 曝露と疾病の間に特異的な対応が存在するか（特定の曝露が特定の疾病発症をもたらすか） |
| 時間性 | 曝露が疾病に先行していたか |
| 整合性 | その関連性が疾病の自然史や先行知見と矛盾していないか |

## C 関連と因果関係の違い

　関連がみられたとしても，必ずしもそれは因果関係が示されたことにはならない。たとえば，横断研究でAとBの間に関連がみられても，Aが結果なのか原因なのかの判断はつけられない。横断研究は，一時点での関連を調べる研究デザインである。因果関係の考え方の基本となる，Aが起こるとBが起こるか（あるいは，Bが起こるとAが起こるか）という点は，横断研究では確認できないためである。表12-4の因果関係の判断基準に基づけば，時間性を加味することができていないことになる。

　しかし，横断研究の結果から，あたかも因果関係が導かれたかのように書いている記事，報告書，論文は残念なことにたくさん存在している。書かれている結論だけを鵜呑みにするのではなく，根拠となった研究のエビデンスの強さ（すなわち，研究デザインや交絡の取り扱い方）を読み解き，正しく判断することが求められる。

**"章のまとめ"**

ススム

「因果関係」って，結構難しいんだね。

でも，何となくイメージできるようになった。これからは注意して使い分けるようにしようっと。
介入を受けた人と受けなかった人を比べるって考えると，介入研究ってわかりやすいよね。ランダム化比較試験はハードルが高そうだけど，ほかの介入研究のデザインなら使えそう。もちろん，交絡についても忘れないようにしないと。

アユミ

ススム

そもそも，これまでにこの教室の内容やその効果が報告されているかも調べてなかったな。
次にウォーキング教室をするときには，先行研究を調べて，どのくらいのエビデンスレベルの研究なのか調べてみることが大事ってわかったよ。

こういうことって，事業評価だけじゃなく，保健師として正しく情報を読み取り，人に伝えていくためにも必要なことだね。

アユミ

# 第13章

## 感染症

総合計画の策定も一段落した頃, 江木楽中学校で多くの生徒が下痢で学校を欠席した。江木楽町から連絡を受けた東桂保健所は, その原因調査を行うことになった。アユミとススムもその調査にかかわることになり, 調査・分析方法の検討が始まった。

### アユミとススムの疑問①

ススム

同じ学校の生徒がたくさん下痢しているってことは, 何か感染症が流行しているのかな。

その可能性が高そう。でも, 感染症といっても細菌とかウイルスとか, いろいろあるよね。

アユミ

ススム

感染症は国家試験の時も勉強したけど, 苦手だったなぁ。調査に行く前に, 感染症の知識を確認しておこう…。

## ▶1 感染症の基礎知識

### A ▷ 感染症とは

　感染とは, 病原微生物が宿主であるヒトの皮膚や組織粘膜に付着し増殖を開始する状態である。感染症とは, 感染状態が持続して炎症性変化が生じ, 宿主に何らかの自覚症状や他覚的所見が生じるなど臨床症状が発現した状態をいう。病原微生物のなかには, 細菌, ウイルス, 真菌, 寄生虫などが含まれる。

### B ▷ 潜伏期

　病原微生物が体内に侵入してから増殖し, 望まれざる反応を発症するまでには一定の時間を有する。この期間を**潜伏期**という。潜伏期の長さ（潜伏期間）は, 病原微生物自体の増殖能力や人の免疫力などによって異なってくる。たとえば, ノロウイルスは1〜2日, 破傷風は3〜21日, HIV*は数年から10年程度とされ

*HIV
ヒト免疫不全ウイルス(Human Immunodeficiency Virus)

ている。

潜伏期にある人がほかの人に感染症を広げる可能性があるかどうかは，病原体によって異なる。たとえば，2003年に流行した重症急性呼吸器症候群（SARS*）は潜伏期には感染力がほとんどないと考えられているが，2020年に流行した新型コロナウイルス感染症（COVID-19*）は潜伏期にも感染力があり，感染拡大を助長する一因となった。

## C ▶ 顕性感染と不顕性感染

病原微生物が体内に侵入した場合，すべての人が望まれざる反応を発症するわけではない。一部の人では病原体が体内に入り込み増殖しても発病に至らない**不顕性感染**の状態となる（逆に，発症した状態を**顕性感染**とよぶ）。

感染の結果，どれだけの人が不顕性感染になるのかは，病原体によって異なる。また，不顕性感染であっても，感染力をもつ場合があり注意が必要である。

## D ▶ 感染の三要素と感染予防策

感染の成立には，**病原体**，**感染経路**，**宿主**のすべてがそろう必要がある（図13-1）。

### ❶ 病原体

病原体とは，感染症の原因となる微生物のことである。病原体は，感染している人や，その人のまわりの環境，さらには使用した物品などにも存在する。

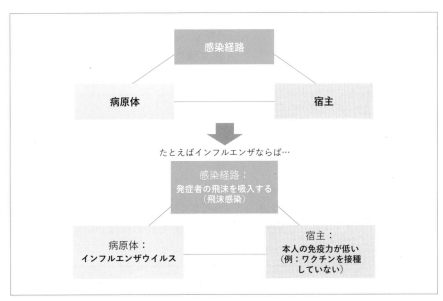

図13-1　**感染の三要素**

### ❷ 感染経路・宿主

　感染経路は，病原体がヒトの体内に侵入する経路のことである。宿主は，その病原体に対してどの程度感染しやすいか，ということである。この3つの要素がそろったときに初めて感染が成立することから，感染症対策においてはこれら3つの要素について個々にあるいは複合的に対策を行うことが目標になってくる（表13-1）。

表13-1　感染の三要素別の感染予防策

| 感染の三要素 | 対策方法の例 |
|---|---|
| 病原体 | 感染者の早期発見と隔離 |
| | 消毒 |
| 感染経路（経路別予防策） | 接触感染予防策 |
| | 空気感染予防策 |
| | 飛沫感染予防策 |
| 宿主 | 予防接種 |
| | 健康的な生活習慣 |
| （病原体＋感染経路） | 標準予防策 |

## アユミとススムの疑問②

ススム

感染症の基礎知識はこれで大丈夫かな。

そうだね。生徒の体調不良の原因となっている病原微生物を特定して，それに合わせた感染対策を実施することが必要そうだね。

アユミ

ススム

なるほど…。

何か歯切れが悪いね。どうしたの？

アユミ

ススム

感染症についてはなんとなくわかったんだけど，調査をするとなると，具体的には何から始めればいいのかな？何も思いつかないよ。

# ▶2 感染症のアウトブレイク発生時の疫学調査

## A ▷ アウトブレイクとは

**アウトブレイク**とは，ある期間のある場所において，通常想定されるよりも多くの患者発生があることをいう。また，これまでその場所で発生のなかった感染症が認められた場合は，1件でもアウトブレイクとすることがある。

## B ▷ アウトブレイク発生時の調査ステップ

ここでは，アウトブレイク発生時に行われる疫学調査の流れを大きく6つのステップに分けて説明する（表13-2）。なお，保健所などの公的機関が「感染症の予防及び感染症の患者に対する医療に関する法律」（感染症法）に基づいて行う疫学調査は**積極的疫学調査**とも呼ばれる。

本項で説明しきれない，より詳細なアウトブレイク発生時の調査方法については，アメリカCDC*のホームページ上で公開されている資料が非常に参考になる[1]。

**＊CDC**
アメリカ疾病対策予防センター（Centers for Disease Control and Prevention）

### 1. 事実の確認

調査の最初に確認すべきことは，本当に集団発生であるかの確認である。一見，集団発生が起きているようにみえているときでも，それが季節性の変化や，ほかの原因によって見かけ上患者数が増加しているだけの可能性があるからである。

事実の確認では，まず，ふだんの感染症流行状況と現在の流行状況を比較し，患者数が本当に増えているのかを確認する。季節性の変化を考慮する場合は，前年の同時期の流行状況と比較することも有用である。次に，集団発生以外に患者数が増加する要因がないかを検討する。

表13-2　**食中毒・感染症流行時の調査ステップ**

1. 事実の確認
2. 症例定義の作成と積極的症例検索
3. 情報収集と現場の観察調査
4. 調査結果の集約（記述疫学）
5. 仮説の設定／検証
6. 感染拡大防止策の検討，実施

患者数が増加する要因としては，

❶病院受診率の増加
❷検査法の変化
❸指定医療機関の変化（定点把握が行われている感染症の場合）
❹検査やデータ入力の誤り

などがあげられる。これらの要因をすべて検討したうえでも患者数が増加する要因が集団発生以外に思い当たらない場合，次のステップに移行する。

## 2. 症例定義の作成と積極的症例検索

集団発生の全体像を把握するために，症例の検索を行っていく。その際に調査の対象と範囲を定めるために，感染症患者あるいは食中毒患者の定義（**症例定義**）を作成する。症例定義には，①**時間**（期間），②**場所**，③**人**（属性や特定の行動，臨床症状など）の3要素を含める。症例定義が決まったら，施設内での同症状を訴える者の調査や医療機関に対して患者報告の呼びかけを行い，積極的な症例の探索（**積極的症例探索**）を行う。

今回のシナリオでは，「20××年×月×日から△月△日までに，下痢症状を呈した江木楽中学校の生徒（あるいは生徒および職員）」が症例定義となる。この症例定義に合致する者を江木楽中学校内で確認するとともに，可能であれば近隣の医療機関に対して患者報告の呼びかけを行うこともよいだろう。

## 3. 情報収集と現場の観察調査

症例探索によって症例定義を満たす人が集まったら，次に，情報の収集を行う。収集すべき情報は**基本情報**，**臨床情報**，**リスク因子**などである（表13-3）。

情報収集の方法としては，聞き取り調査や質問票を用いた調査が一般的であるが，いずれの方法にせよ漏れなく情報を収集することが重要である。また，症例定義を満たす人だけではなく，同じ所属の人など，その周囲の人々にも調査を行うことができれば，曝露源の特定がより容易になる可能性がある。

調査を進めていくうえでは，誤解や偏見などを招かないよう，関係者や保護者などに対して調査について説明し理解を求めるとともに，プライバシーの保護に関しても細心の注意を払う必要がある。また，疑わしい感染症の種類によっては，

表13-3　**調査項目の例**

| ①**基本情報** | 氏名，性別，年齢，住所，職業，詳細な所属(部署・クラス・部活動など)　など |
|---|---|
| ②**臨床情報** | 発症日，症状，受診歴，検査歴，診断日，転帰　など |
| ③**リスク因子** | 喫食歴（どこで何を食べたのか・飲んだのか），動物との接触歴，海外渡航歴，国内旅行歴，行動歴(誰とどこに行ったのか)，本人の基礎疾患　など |

施設の観察調査や環境検体検査なども合わせて行うことも，流行状況や原因の特定に有効である。

## 4. 調査結果の集約（記述疫学）

　情報収集が終わったら，収集したデータをまとめたデータセット（ラインリスト）を作成し，このデータセットをもとに発生状況の特徴をまとめる。この作業でも，時間，場所，人（性別，年齢，所属などの基本情報），でまとめていくとわかりやすい。この中でも，横軸を患者の発症日時，縦軸を新規発症者数として時間の情報でまとめたヒストグラムは**流行曲線（エピカーブ）**とよばれる（図13-2）。この流行曲線は集団発生の時間経過の把握，感染源や潜伏期間の推定，今後の患者数の予測など様々な情報を提供してくれる。このように，疾病の疫学特性（疾病頻度など）を時間，場所，人別に詳しく正確に観察し記述することを**記述疫学**とよぶ（第12章-3-B「研究デザイン」参照）。

## 5. 仮説の設定／検証

　ここまでのステップが順調に進めば，集団発生の全容が把握できるとともに，発生状況の偏りがみえてくる。偏りとはたとえば，あるクラスに患者が多い，といったことや，ある食品を食べた者に患者が多い，といったことである。この偏りから，集団発生の原因の仮説を設定する。仮説を設定するうえでは，過去の事例や環境検査結果，施設の観察調査の結果なども参考にする。

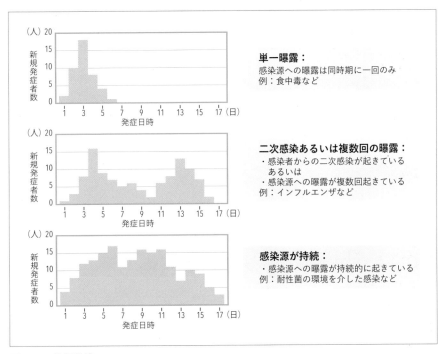

図13-2　流行曲線

### 単一の食品に関するオッズ比

| | | 発症の有無 | |
|---|---|---|---|
| | | 発症 | 未発症 |
| 食品摂取の有無 | 食べた | 53 | 24 |
| | 食べなかった | 8 | 61 |

オッズ比＝（53×61）÷（24×8）＝16.8

### 食品のマスターテーブル

| 食品名 | 食べた | | 食べなかった | | オッズ比 |
|---|---|---|---|---|---|
| | 発症 | 未発症 | 発症 | 未発症 | |
| A | 53 | 24 | 8 | 61 | 16.8 |
| B | 35 | 46 | 26 | 39 | 1.1 |
| C | 36 | 24 | 25 | 61 | 3.7 |
| D | 45 | 50 | 16 | 35 | 2.0 |
| E | 28 | 40 | 33 | 45 | 1.0 |

オッズ比が最も高い食品Aが原因食品として最も疑わしい

**図13-3　マスターテーブルの例**

　原因の仮説を設定したら，その仮説を検証するために統計学的解析を行う。統計学的解析には，後ろ向きコホート研究や症例対照研究などが行われる。また，食中毒においては，**マスターテーブル**を作成することも有効である。マスターテーブルとは，対象者を食品摂取の有無と発症の有無でまとめた表である（図13-3）。マスターテーブルを作ることで，食品ごとのオッズ比を計算することが容易になり原因食品の特定に有効である。一般的な食中毒の調査の場合，疑われる食品は複数となるため，マスターテーブルも複数行で表記される。

---

## COLUMN ▶ 流行の概念

　感染症の流行状況を示す言葉は，その流行状況によってエンデミック，エピデミック，パンデミックに分類される。エンデミックは特定の地域など，狭い範囲でふだんから継続的に病気が発生することである。「風土病」や「地方病」がこれに該当する。エピデミックは，病気の発生が通常の状態よりも明らかに多い状況を示す。エピデミックの規模が国際的に広がるとパンデミックとなる。

　エピデミックとアウトブレイクは意味が似ているが，アウトブレイクのほうが特定の施設内など，より限局的なエリアでの発生を指すことが多い。

こうした統計学的解析により，集団発生の最終的な原因を決定する。また，食品，環境などから検出された病原体の情報が統計学的解析の結果と矛盾しないと確認することも，調査の信頼性確保のためには重要である。

## 6. 感染拡大防止策の検討，実施

　原因が特定できたら，感染拡大防止策の検討と実施を行う。感染拡大防止策は短期的な対策と長期的な対策の2つに分けて考える。

◆**短期的な対策**　これ以上の被害拡大を阻止することが目的となる。感染症の特性を考慮し，感染経路別予防策の実施，今後の発症リスクのある者の特定，曝露後予防内服の検討，周囲の医療機関への情報提供などが行われる。さらに食中毒の場合は，原因食品の回収や営業の禁停止，消毒などが行われる。短期的な対策のなかには，原因の特定ができる前から実施できるものもあることから，その場合は調査と並行して感染拡大防止策を行うことも重要である。

◆**長期的な対策**　再発防止が目的となる。施設の改善，普及啓発活動の促進，標準予防策の実施状況改善などがこれに該当し，食中毒においては，くわえて衛生的な調理実施のための問題点の把握と改善などが行われる。

　集団発生が起こってしまった場所には，潜在的に集団発生を起こし得る要因が隠れていることが多い。さらなる重大な感染症発生を未然に防ぐために，長期的な対策についてもぜひとも検討してほしい。

---

### アユミとススムのコメントと疑問③

ススム

結局，江木楽中学校で下痢の患者が多かった原因は，ノロウイルス感染症だったね。

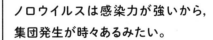
ノロウイルスは感染力が強いから，集団発生が時々あるみたい。

アユミ

ススム

そうなんだね。これからは感染症の流行状況についても気にするようにしてみるよ。

そうだね。そういえばこの前，須能教授が，日本では感染症発生動向調査が行われているって言ってたね。

アユミ

ススム

感染症発生動向調査…？

# ▶3 感染症発生動向調査・食中毒統計調査

## A ▷ 感染症発生動向調査

　感染症の集団発生を発見するためには，ふだんから感染症の流行状況を監視することが重要である。患者の発生情報を統一的な手法で持続的に収集・分析し，得られた情報を疾病の予防と対策のために迅速に還元する事業は**サーベイランス**とよばれる。

　感染症におけるサーベイランス事業の代表例として，全国の医療機関からの届け出を集計している**感染症発生動向調査**がある。これは，1981（昭和56）年から開始され，1999（平成11）年4月に「感染症の予防及び感染症の患者に対する医療に関する法律」（感染症法）が施行されたことに伴い，感染症法に基づく施策として位置づけられた調査である。届け出には，診断した場合にすべての医師が届け出を行う**全数把握対象疾患**と，指定された医療機関のみが報告を行う**定点把握対象疾患**がある。全数把握対象疾患には1類～4類感染症，新型インフルエンザ等感染症，5類感染症の麻疹，風疹，侵襲性髄膜炎菌感染症などが該当する。定点把握対象疾患には5類感染症のインフルエンザなどが含まれている。また，感染症法のなかには，指定感染症や新感染症という分類があり，これらは感染症法で指定されていない既知・未知の感染症が流行した際に定められる。2019（平成31）年に発生したCOVID-19は指定感染症に定められ，全数把握対象疾患となった（その後，2023（令和5）年5月に5類感染症に位置づけられた）。

　感染症発生動向調査の結果の一部は感染症発生動向調査週報（IDWR）として国立感染症研究所のホームページ上で公開されているので，参考にしていただきたい[2]。

## B ▷ 食中毒統計調査

　食中毒に関しても，食中毒統計調査というサーベイランス事業が行われている。この事業は厚生労働省により実施され，保健所が調査対象となる。保健所は食中毒事件の調査を実施した際，調査終了後に発生状況，原因，患者数，死亡数などを食中毒事件票に記入し厚生労働省に報告を行い，厚生労働省は，この情報をもとに食中毒の流行状況を把握している。

## アユミとススムのコメントと疑問④

ススム

感染症発生動向調査の週報を少し見てみたんだけど，いろんな感染症について調査が行われているんだね。

アユミ

そうだね。あまりふだん耳にしない感染症もあるね。

ススム

国家試験の時に覚えたはずなんだけど，使わないとすぐに忘れちゃうよね…。

アユミ

いつ何があるかわからないから，それぞれの感染症の簡単な特徴くらいは把握しておいたほうがいいかも。

# ▶4 主な感染症の特徴と最近の動向

## Ａ ▷結核

　結核は保健所でも対応する機会の多い感染症の一つである。近年の結核新規報告者数はおおむね減少傾向であり，2021（令和3）年時点では1万1519人，罹患率（人口10万対）は9.2となり，日本はそれまでの結核中まん延国から罹患率10未満の低まん延国となった。欧米先進国の多くは結核低まん延国であることから，日本も低まん延国を維持できるよう，引き続き結核に関する普及啓発活動が求められている。

　結核の病原体は結核菌である。感染経路が空気感染であることや，初期の症状が軽症で発症から診断までに時間がかかる場合があるなどの理由から，しばしば集団発生を起こす。日本国内では，年齢層では高齢者に，居住地では都市部に患者が多い。また，近年では外国人（外国生まれ）の新登録結核患者数も一定数を占めるようになり問題となっている。特に，外国人留学生や実習生らは狭い部屋で集団生活を行うなど，集団発生が起こりやすい環境にいる場合が多いことに注意が必要である。

＊**AIDS**
Acquired Immunodeficiency Syndrome

HIVとは，ヒト免疫不全ウイルスのことである。一方，エイズ（AIDS＊）とは後天性免疫不全症候群のことであり，これは，HIV感染によって重篤な全身性免疫不全に陥り日和見感染症や悪性腫瘍を発症した状態をいう。HIV感染からエイズ発症までの期間は，数年から10年程度と考えられている。近年では，様々な抗HIV薬が開発されており，HIVに感染した場合でも，早期から適切な治療を受けることでエイズの発症を防ぐことができるようになってきている。

感染症法では，5類感染症に分類されており，国内でのサーベイランスが行われている。近年では毎年HIV感染者は1000人前後，エイズ患者は300人前後報告されている。日本国籍の男性，特に男性間性交渉者＊が占める割合が多い。HIVの主な感染経路は，血液感染，性行為感染，母子感染であるが，日本国内では性行為感染が最も多い。

＊**男性間性交渉者**
Men who sex with men (MSM)

HIV感染症の予防および早期発見のために，保健所では匿名かつ無料でのHIV検査や相談，カウンセリング，健康教育などが行われている。

# ▶ 5　そのほかの感染症

結核，HIV以外で，感染症発生動向調査の対象疾患のなかでも発生状況の確認が特に重要と考えられる感染症については，表13-4にまとめて示すので参考にしてほしい。

表13-4　その他の主な感染症の特徴やその動向

| 感染症法における分類 | 感染症名 | 特徴や動向 |
|---|---|---|
| 1 | ラッサ熱 | ウイルス性出血熱とよばれる。アフリカの一部地域を中心に存在し，臨床的に突発的な発熱，頭痛，咽頭痛を主症状とするが，重症化すると出血によりしばしば死に至る。日本国内ではシエラレオネからの帰国者のラッサ熱が1987(昭和62)年に報告された。 |
| | クリミア・コンゴ出血熱 | |
| | マールブルグ熱 | |
| | 南米出血熱 | |
| | エボラ出血熱 | ウイルス性出血熱の一つで致死率が高い。国内での発生報告はないが，アフリカで流行を繰り返しており，2019年にはWHOがコンゴ民主共和国での流行状況が国際的に懸念される公衆衛生上の緊急事態(PHEIC)に該当すると宣言した。 |
| | ペスト | ヨーロッパで14世紀に流行し黒死病として恐れられた。日本国内では1899(明治32)年にペストが輸入されて国内でも患者が発生したが，ペスト菌の宿主となるネズミの撲滅政策によって1927(昭和2)年以降は発症報告はない。世界的にはアジア，アフリカ，アメリカなど広い範囲で患者が報告されており，ペットを介した感染事例なども認められる。 |
| | 天然痘 | 致死率の高い感染症であったが，エドワード・ジェンナーによるワクチン(種痘)の発見により発症者は激減した。日本でも1956(昭和31)年以降の発症報告はなく1980年にWHOが世界根絶宣言を行った。現在では，生物テロでの使用が懸念されている。 |

表13-4 （つづき）

| 感染症法における分類 | 感染症名 | 特徴や動向 |
|---|---|---|
| 2 | 急性灰白髄炎（ポリオ） | ポリオウイルスによる感染症で無菌性髄膜炎や神経麻痺を引き起こす。ワクチンの普及によって近年発症報告は激減し，日本国内では1980（昭和5）年を最後に野生株ポリオウイルスによる患者報告はない。WHOが天然痘の次に根絶を目指しており，2000年に西太平洋地域で根絶宣言が出された。 |
| | ジフテリア | ジフテリア菌による感染症で頸部リンパ節炎や上気道症状がメインだが，回復期に心筋炎を合併する可能性があり，突然死のリスクがある。日本国内ではワクチンの普及により患者数は激減，1999（平成11）年の報告以降，ジフテリアの発生報告はない。 |
| | 重症急性呼吸症候群（SARS） | SARSコロナウイルスによる感染症。肺炎を引き起こし高い致死率が報告されている。2003年に中国広東省を起源としたパンデミックが発生，32の国と地域で8000人を超える患者が報告されたが，日本国内での発生報告はなかった。 |
| | 中東呼吸器症候群（MERS） | MERSコロナウイルスによる感染症。肺炎を引き起こしSARS同様高い致死率が報告されている。アラブ首長国連邦などの中東地域で現在も発生報告が続いている。ヒトコブラクダがMERSコロナウイルスの保有動物であり濃厚接触することで感染する可能性がある。日本国内での発生報告は現状ない。 |
| | 鳥インフルエンザ（H5N1）鳥インフルエンザ（H7N9） | 本来鳥にのみ感染するA型インフルエンザが変異しヒトへの感染性を有したもの。1997年にH5N1型が香港で流行して以降，世界各地で数度の限定的な流行が起きている。 |
| 3 | コレラ | コレラ菌による下痢を主症状とする感染症。世界では熱帯・亜熱帯にコレラ流行地域が散見される。近年の日本国内の発生報告はほとんどが輸入感染症として報告され，年間数例程度である。 |
| | 細菌性赤痢 | 赤痢菌による腹部症状を主症状とし膿粘血便が特徴的な感染症。近年の日本国内でも毎年数百人の患者が報告されている。多くは輸入例であるが，なかには保育園，ホテル，施設などでの集団発生もある。 |
| | 腸管出血性大腸菌 | ベロ毒素を産生する大腸菌による感染症。代表例として大腸菌O157があげられる。溶血性尿毒症症候群（HUS）を合併すると死亡や重篤な後遺症を残す可能性がある。日本国内でも近年4000人前後の患者報告が続いており，食中毒などの集団発生も散見される。 |
| | チフス　パラチフス | チフス菌，パラチフスA菌による全身性感染症。発展途上国でまん延しており，日本国内でも輸入例を中心にチフス・パラチフスともに年間50例程度の報告がある。ただし，飲食店を原因とした食中毒事例の報告もあり注意が必要である。 |
| 4 | A型肝炎 | A型肝炎ウイルスによる感染症で，主に汚染された水や海産物（カキ）などによる経口感染が多い。毎年100～500人程度の患者報告があり，その多くが国内での感染と推定されている。また，2018（平成30）年には男性間性交渉者の間での流行があり，926人の患者報告がされた。 |
| | 狂犬病 | 狂犬病ウイルスによる感染症で一度発症すると致死率はほぼ100%とよばれている。主に狂犬病ウイルスを保有するネコやイヌなどによる咬傷で感染するが，日本国内での感染は1957（昭和32）年以降報告されていない。ただし，海外では多くの国で依然狂犬病ウイルスを保有する動物の存在が確認されており，日本でも輸入例が2006（平成18）年に2例確認されている。海外で動物にかまれた場合には，曝露後予防が重要である。 |
| | 重症熱性血小板減少症候群（SFTS） | ダニが媒介するSFTSウイルスによる感染症で，高い致死率が報告されている。現在のところ，有効な薬剤やワクチンがなく，治療は対処的な方法しかない。日本国内では西日本を中心に毎年50～100人程度の患者が報告されているが，近年では徐々に東日本での患者報告も散見され始めている。 |
| | 日本脳炎 | コガタアカイエカによって媒介され日本脳炎ウイルスによって起こる急性脳炎。ワクチンの開発により国内での発症は激減し，近年の患者報告は毎年数人～10人程度で多くが高齢者である。 |
| | デング熱 | ネッタイシマカ，ヒトスジシマカによって媒介されるデングウイルスによる感染症。輸入例が多くを占めているが，2014（平成26）年に国内で感染したデング熱症例が報告されて以降，海外渡航歴のないデング熱患者の報告がみられるようになった。 |
| | ジカ熱 | ネッタイシマカ，ヒトスジシマカによって媒介されるジカウイルスによる感染症。節足動物媒介感染症であるが，性行為による感染事例も報告されている。ジカ熱そのもので健康な成人が死に至ることはまれであるが，妊婦が感染することで胎児の小頭症の原因となることが問題となる。日本国内での患者報告は少ないが，世界的には2016年にWHOが中南米での流行がPHEICに該当すると宣言した。 |
| | マラリア | ハマダラカによって媒介されるマラリア原虫による感染症。日本国内でも毎年50例前後の患者が報告されるが，現在のところそのすべてが輸入例である。 |
| | レジオネラ症 | レジオネラ属菌による肺炎を主体とする感染症。レジオネラ属菌はエアコンや循環水を利用した浴室などに定着することがある。そのため，国内でも温泉施設や循環式浴槽，加湿器を使用していた高齢者福祉施設での集団発生事例が報告されている。 |

表13-4 （つづき）

| 感染症法における分類 | 感染症名 | 特徴や動向 |
|---|---|---|
| 5 | 麻疹 | 麻疹ウイルスによって引き起こされる感染症で，空気感染，接触感染などの様々な感染経路を示し感染力が非常に強い。集団発生が起こることがあり注意が必要である。 |
| | 風疹 | 風疹ウイルスによる感染症。妊娠20週頃までの妊婦が感染すると，出生児が先天性風疹症候群を発症する可能性がある。日本でも輸入例や局所的な流行が散見される。 |
| | 水痘 | 水痘・帯状疱疹ウイルスによる感染症。空気感染と接触感染によって伝播する。感染力が強く，保育園や幼稚園・学校などでしばしば集団感染がみられる。 |
| | 侵襲性髄膜炎菌感染症 | 髄膜炎菌を起因菌とする化膿性髄膜炎。重症の場合は死に至る危険な病気である。国内での報告は，年間20〜40例程度と少ないが，学生寮や世界スカウトジャンボリーなどでの集団感染が報告されている。 |
| | 梅毒 | 梅毒トレポネーマによる感染症。感染経路は主に性行為感染であるが，感染部位と粘膜・皮膚との接触によっても感染する。日本では2010（平成22）年以降報告数が激増している。 |
| | 新型コロナウイルス感染症（COVID-19） | SARSコロナウイルス2による感染症。2019年12月頃に中国 武漢市で確認されて以降，急激に世界中に流行し2020年1月30日にWHOがPHEICを宣言した。日本では，指定感染症と定められ，次いで新型インフルエンザ等感染症に変更された。5類感染症に位置づけられたのは2023（令和5）年5月。近年発生したパンデミックのなかでも類を見ない感染者数，死亡者数が報告されている。 |
| 新型インフルエンザ等感染症 | | 新たにヒトからヒトに伝染する能力を有することとなったインフルエンザウイルス（新型インフルエンザ）と，かつて世界的規模で流行したインフルエンザで，その後流行することがなかったものが再興したインフルエンザウイルス（再興型インフルエンザ）のこと。2009年にH1N1インフルエンザウイルス（新型インフルエンザ，ブタインフルエンザともよばれた）によるパンデミックが発生し日本国内でも多くの患者が発生した。 |
| 指定感染症 | | 既知の感染症の中で上記1〜3類，新型インフルエンザ等感染症に分類されない感染症で，1〜3類に準じた対応の必要が生じた感染症。 |

資料／国立感染症研究所：疾患名で探す感染症の情報. https://www.niid.go.jp/niid/ja/diseases/373-diseases-list.html, 厚生労働省：感染症法における感染症の分類. https://www.mhlw.go.jp/content/10900000/000739517.pdf（最終アクセス日：2021/7/12）

## "章のまとめ"

ススム

いろんな感染症についてサーベイランスが行われているんだね。

江木楽町でもいつどんな感染症が発生するかわからないと思っていたほうがいいね。

アユミ

ススム

感染症はあんまり勉強してこなかったけど，これからもかかわる機会が多そうだから勉強し直そう！

### 引用文献

1 ） Centers for Disease Control and Prevention：Principles of Epidemiology in Public Health Practice, Third Edition, 2006. https://www.cdc.gov/csels/dsepd/ss1978/lesson6/index.html（最終アクセス日：2021/7/12）

2 ） 国立感染症研究所：感染症発生動向調査，週報（IDWR）. https://www.niid.go.jp/niid/ja/idwr.html（最終アクセス日：2021/7/12）

# ▶ 第 1 4 章

## スクリーニング・検診

## 江木楽町　アユミとススムの保健統計

次年度の事業計画を考える時期になり，アユミとススムはがん検診の実施計画を検討していた。そんななか，腫瘍マーカーのSUI-119* という検査について相談しにアユミたちのデスクへやってきた。SUI-119については，先日，地元の医友保健大学とゼンメルY's株式会社の共同研究として，その結果が大々的に報じられていた。

＊架空の腫瘍マーカー

### アユミとススムの疑問①

課長

SUI-119っていう，血液一滴で膵臓がんが発見できる最新の検査をがん検診事業に組み入れてほしいっていわれたんだけどさぁ。

ススム

すごいじゃないですか！医友保健大学とゼンメルY's株式会社の共同研究ですよね。ニュースを見ましたよ！最新の検査技術を住民検診で享受できるなんて，江木楽町住民はラッキーですね。

アユミ

ちょっと待ってください。その検査って，まだ検査の精度が報告されただけで，集団での死亡率減少効果の検証ってされているんでしたっけ…？

---

# ▶ 1　スクリーニングの目的

## A ▷ 疾病の早期発見（二次予防）

＊一次予防はその疾患のリスク要因への曝露を減少させることにより，罹患しないようにすること（罹患率の低下）を目的としているが，二次予防では早期発見により致命率を低下させ，集団の死亡率を減少させることを目的としている。また，三次予防は疾病に罹患したのちのリハビリテーションや社会復帰を目的としている。

スクリーニングとはふるいにかけるという意味で，健康な人に対し検査を行い，特定の疾患をもっている可能性の高い人を見つけ出すということである。疾病を早期に発見して，治療し，当該疾患による死亡を回避することで，集団全体の死亡率を減少させることを目的としている。疾病の二次予防といわれる*。この章では特に自治体で事業として実施しているがん検診を例にみていく。

表14-1　対策型検診と任意型検診

| 検診方法 | 対策型検診 | 任意型検診 |
|---|---|---|
| 目的 | 対象集団全体の死亡率を下げる | 個人の死亡リスクを下げる |
| 概要 | 予防対策として行われる公共的な医療サービス | 医療機関・検診機関などが任意で提供する医療サービス |
| 検診対象者 | 構成員の全員（一定の年齢範囲の住民など） | 定義されない |
| 検診費用 | 公的資金を使用 | 全額自己負担 |
| 利益と不利益 | 限られた資源の中で，利益と不利益のバランスを考慮し，集団にとっての利益を最大化 | 個人のレベルで，利益と不利益のバランスを判断 |

資料／国立がん研究センターがん情報サービス・がん検診について. https://ganjoho.jp/med_pro/pre_scr/screening/screening.html（最終アクセス日：2021/10/26）

## B ▶ がん検診の種類

　がん検診には，今回アユミたちが行うような公的資金を用いて住民を対象とする「対策型検診」と，個人の意思で必要に応じて受診する「任意型検診」とがある（表14-1）[1]。それぞれ目的が異なるので注意が必要である。この章では「対策型検診」として，SUI-119による膵臓がん検診を導入すべきかどうかについてみていこう。

# ▶2　スクリーニングの要件

　まず，スクリーニングの対象疾患として必要とされる要件を確認する。スクリーニングにおいては，一般的に対象とする疾患が，①重篤であること，②症状の出現以前に治療を開始することによって経過（予後，重症度，致命率）が変化する

## COLUMN ▶ けんしん〜健診と検診〜 [2]

　専門家でも誤記が目立つ「健診」と「検診」。正しく使い分けよう。

健診：健康診査または健康診断の略。健康状態の確認と各種疾患のリスクファクターの状況（例えば，高血圧かどうかなど）を確認する。

検診：特定の疾患の早期発見を目的とする。

こと，③症状出現以前の状態の有病率がスクリーニング対象で高いことの3点が必要とされている[3]。がんの場合は，この要件を満たしており，現在，胃，大腸，肺，乳，子宮頸がんに対する検診が健康増進法に基づき自治体で対策型検診として実施されている。

## A 対策型検診としての要件

　日本では，厚生労働省の研究班が各がん種における，がん検診の効果について，世界中の研究結果をシステマティックレビュー（第12章-3-D「システマティックレビュー，メタアナリシス」参照）したうえで，対策型検診として実施すべきかどうかの推奨グレードを決定している（表14-2）[4]。集団を対象とし，その検診を実施することで，死亡率減少効果が確認された検診手法に対し，その検診による利益（死亡率減少）が不利益（後述）を明らかに上回るものを推奨グレードAとしている。また，その検診による利益（死亡率減少）の証拠があるものの，不利益が比較的大きい，検診を行ううえでの医療資源が不足しているなどの課題が存在する場合，推奨グレード[*]はCとなる。課題を解決できた場合に対策型検診としても推奨される。一方，検診による利益に関する証拠が不十分（研究の結果

＊推奨グレードBは2019年にAに統合。

表14-2　がん検診の有効性評価における推奨グレードの定義（2019年改定版）

| 推奨グレード | 内容 | 対策型検診 | 任意型検診 | 有効性（利益） | 詳細 | 課題 |
|---|---|---|---|---|---|---|
| A | 対策型検診・任意型検診としての実施を推奨する | 推奨 | 推奨 | あり | 検診による利益が不利益を明らかに上回るので，検診としての実施を推奨する | 精度管理の徹底 |
| C | 課題が解消された場合に限り，対策型検診・任意型検診として実施できる | 課題解消の場合に限り，実施可 | 課題解消の場合に限り，実施可 | あり | 検診による利益があると判断できる証拠があるものの・検診の利益と不利益の差が小さい・検診を行う医療資源が大幅に不足している・対象者の大半が，がん検診の受診を選択しないのいずれかの問題がある | ・有害事象減少のためのリスクマネジメント・偽陽性率の低下（カットオフ値再検討など）・検診回数の減少（対象年齢，検診間隔の検討）・医療資源の確保・対象者への教育・啓発 |
| I | 対策型検診では実施しないことを推奨する。ただし，任意型検診では個人の判断で受診可。 | 実施しないことを推奨 | 利益と不利益に関する適切な情報を提供し，個人レベルで受診の判断する | 不明 | 検診による利益があると判断できる証拠が不十分 | インフォームド・デシジョン・メイキングの推進 |
| D | 対策型検診・任意型検診として実施しないことを推奨する | 実施しないことを推奨 | 実施しないことを推奨 | あり／なし | ・検診による不利益が利益を明らかに上回るので，推奨しない・検診の有効性がないことを示す科学的な証拠がある | 不適切ながん検診実施の中止 |

資料／国立がん研究センター社会と健康研究センター：科学的根拠に基づくがん検診推進のページ．
　　　http://canscreen.ncc.go.jp/kangae/20200728163239.html（最終アクセス日：2021/7/12）

が不足している）な場合には，対策型検診では推奨しないIというグレードになる。ただし，推奨グレードIの検診手法は，「任意型検診」で個人に十分な説明をしたうえで受診をするかどうかを対象者が選択した（インフォームド・ディシジョン・メイキング）＊場合に限り実施を妨げるものではない。最後に，検診による不利益が利益を明らかに上回るものや，検診の有効性がない科学的証拠がある検診手法に関しては推奨グレードDと判定される。この場合は，対策型・任意型問わず検診としての実施をしないことが推奨されている。

## B ▷ 検診の不利益とは？

　検診はすればするほどよい，という考えにとらわれがちだが，検診による不利益というものが存在する（図14-1）。

　たとえば，1987年以降，生後6〜7か月のすべての乳児を対象に，尿によるマススクリーニングを行う事業（神経芽細胞腫検査事業）が国の補助金により実施されていた。しかし，2002年のドイツとカナダの介入研究により，このスクリーニングによる死亡率減少効果は否定された。また，このマススクリーニングにより発見された患者は，積極的な治療を行わなくても自然に腫瘍が退縮する場合が多く，逆に治療による合併症の不利益があることが示唆され，2003年に中止された。

　このように，検診には利益だけでなく不利益も存在し，利益と不利益のバランスを検討する必要がある。

　ここでポイントとなるのは，「不利益のない検診はない」ということである。不利益の起こる確率は比較的小さいものが多いが，検診の頻度が増えればそれだ

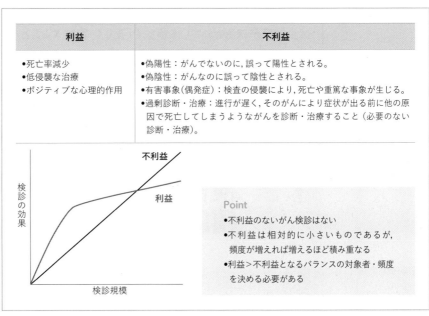

図14-1　**検診の利益と不利益**

け不利益が積み重なって大きくなる（図14-1）。利益が不利益を上回るバランスとなる対象者，年齢層，受診頻度を決定する必要がある。

## C ▷ 新しい検診手法の導入

新しい検診の手法は次々と開発されている。しかし，住民を対象とした対策型検診として実施するには，前述のように，その検診を受診することにより，死亡率（または罹患率*）の減少が確認されることが必要となる。また，各国での複数の研究結果が同様に報告されていることも必要だ。しかし，新しい検診手法を住民対象の「介入研究」として導入することは可能である。健常者に実施するうえでの安全性が確認されており，一般集団への効果の検証という段階（第12章−2−「コラム」参照）として，実施することを検討する必要がある。ただし，前述のスクリーニングの3つの要件を満たした疾患に限る。

*子宮頸がんや大腸がんのように，検診発見により前がん病変を切除できる場合，罹患率自体が減少する。

---

### アユミとススムの疑問②

ススム

腫瘍マーカーSUI-119を対策型検診に導入するかを考えるには，検診による利益，つまり集団における膵臓がん死亡率の減少に関する証拠がまだ出ていないよね。

新しく開発された検診手法だから，膵臓がんを精度よくみつけるというところまでしかわかっていなくて，まだ住民に対して導入するには早い段階といえるよね。今実施されている死亡率減少効果が確認されている検診を「正しく」実施することが，まず大事だね。検診の質保証や精度管理については，どうやってみていくのがいいのかな。

アユミ

---

## ▶ 3 検診のマネジメント（質保証・精度管理）

## A ▷ 感度と特異度

*感度（敏感度）
sensitivity

*特異度
specificity

感度（敏感度）*と特異度*は，スクリーニング検査が，疾病の有無を振り分け

ることができるかの精度を評価する指標である。表14-3において，スクリーニング検査の精度が高いといえるのは全体におけるa（スクリーニング陽性で疾病あり：真陽性）とd（スクリーニング陰性で疾病なし：真陰性）の人数が多くなることである。cは本当は疾病があるのに陰性とされてしまう「偽陰性」，bは本当は疾病がないのに陽性とされてしまう「偽陽性」という＊。

$$\text{感度} = \frac{a}{a+c}$$

$$\text{特異度} = \frac{d}{b+d}$$

＊偽陰性率は$\frac{c}{a+c}$，つまり1－感度のことを指し，疾病ありの者のうち誤って陰性と判断された者の割合をいう。偽陽性率は$\frac{b}{b+d}$，つまり1－特異度のことを指し，疾病なしの者のうち誤って陽性と判断された者の割合をいう。

感度が高い検査は，疾病がある人を正しくスクリーニングで陽性として拾い上げられる検査，つまり「見逃しが少ない」検査であるといえる。一方，特異度が高い検査は，疾病のない人を正しくスクリーニングで陰性と判断できる検査であるといえる。この2つの指標は表裏一体の関係にある（図14-2）。検査値が高いと陽性である検査を想定した場合，陽性・陰性を決める**カットオフ値**を低めに設定すれば，見逃し（偽陰性）を減らすことはできるが，その分，偽陽性が増えてしまう。偽陽性は，侵襲のある精密検査を不要に受けさせることとなる身体的な負担だけでなく，がんなのではないかという心理的負担を強いることとなる検診の不利益の一つであるため，対策型検診では偽陽性を少なくする必要がある。

表14-3　**スクリーニング検査の精度評価**

| | | 疾病あり | 疾病なし | 合計 |
|---|---|---|---|---|
| スクリーニング検査結果 | 陽性 | a | b | a+b |
| | 陰性 | c | d | c+d |
| | 合計 | a+c | b+d | N |

a：スクリーニング陽性で疾病あり：真陽性
b：スクリーニング陽性で疾病なし：偽陽性
c：スクリーニング陰性で疾病あり：偽陰性
d：スクリーニング陰性で疾病なし：真陰性
N＝a＋b＋c＋d，集団全体の人数

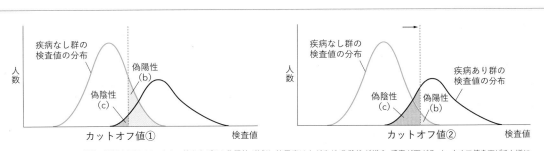

上記グラフにおいて，陽性・陰性を区切るカットオフ値を上げると偽陽性が減り，特異度は上がるが，偽陰性が増え，感度が下がる。カットオフ値を下げると逆になり，精密検査のために医療機関を受診する必要がある人が増える。疾病の重篤度や医療機関の体制などを考慮して決める必要がある。

図14-2　**感度・特異度はトレードオフの関係**

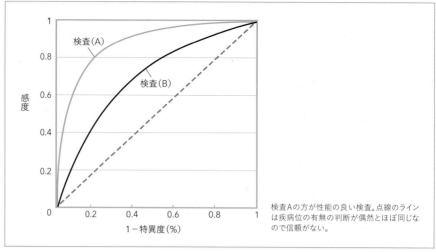

図14-3 **ROC曲線**

　また，カットオフ値を変化させて，感度と（1－特異度）をプロットしたものを「受信者動作特性曲線（ROC曲線）*」という（図14-3）。感度・特異度はともに高いほど性能の良い検査といえる。つまり，ROC曲線を描いたとき，左上のほうに近い曲線を描くほど，性能の良い検査といえる。一方，点線のようなROC曲線だと，検査による疾病の有無の判断が偶然とほぼ同じという解釈となる。2種類の検査Aと検査BのROC曲線を比べると，Aの検査のほうが性能の良い検査といえる。ROC曲線の曲線下面積*は，0.5〜1.0の値をとるため，1に近いほど性能の良い検査といえる。

* **曲線下面積**
area under curve（AUC）

　ほかにも偽陽性の程度を示す指標として，

$$陽性反応的中度 = \frac{a}{a+b}$$

が用いられるが，対象集団における

$$有病率 = \frac{a+c}{N}$$

に影響を受けやすい指標であるといわれている。有病率が高い集団では，陽性反応的中度が高くなる性質があるためである。

## B ▷ 要精検率（陽性割合）・精検受診率

　「対策型検診」として検診を実施するなかで，注目しておきたい精度管理指標として，検診により陽性と判断され，精密検査（精検）にかかわる要精検率と精検受診率がある。

$$要精検率 = \frac{陽性者数}{検診受診者数}$$

$$精検受診率 = \frac{精密検査受診者数}{陽性者数}$$

◆**要精検率**　低過ぎても高過ぎてもよくない指標である。低過ぎる場合，対象集団（正確には受診者集団）の有病率が非常に低過ぎる可能性がある。つまり，がんの罹患確率が低い若年層が多く受診している場合などがあげられる。また，高過ぎる場合は，カットオフ値を下げ過ぎている場合や，有症状者に検診を進めている場合などがある。

◆**精検受診率**　高いほど良い指標である。陽性と判断されたにもかかわらず，精密検査を受診しなければ，検診をしている意味がない。そのため，この値は100％に近づける必要がある。一次検診を行う機関と，精密検査を行う機関，また自治体とがきちんと情報共有しあって，正確にこれらの指標を把握し，実施している検診プログラムの精度を管理しておく必要がある。

## C　検診における疾病登録の意義：評価に基づく効果的な検診の実施

　自治体の事業として検診を実施するうえで，その検診が正しく実施されているかを把握するしくみが重要である。先に述べた検査の性能の指標の一つである「特異度」は，検診で陰性だった対象者に疾病が発生していないかを確認する必要がある。それを可能にするのは「疾病登録」である（第6章-7「疾病登録」参照）。がん検診の場合は，全国がん登録があり，検診の精度管理を行うことが法律（がん登録推進法）のなかでも目的として掲げられている[5]。姓名，生年月日，住所などの個人情報を用いたレコードリンケージが必要となるため，ハードルが高く感じるが，公的な事業として実施している検診の評価を行ううえで，必要な取り組みである。がん登録の利用規定に基づき，各自治体が国と協働して実施すべきである。

　また，長期間にわたり収集・蓄積されたがん登録資料を用いると，地域ごとのがん発生状況が診断時の進行度とともに把握される。有効性が確認された検診が正しく実施されれば，早期で診断される患者が増え，進行がん罹患率がやがて減少し，最終的には死亡率が減少する。がん登録資料を緻密かつ継続的に分析することで，地域におけるがん検診事業が成功しているかを評価することが可能である。積極的に活用したい。

**全国がん登録の情報を利用したい場合**（複数の都道府県のデータを使用する場合）
https://ganjoho.jp/med_pro/cancer_control/can_reg/national/datause/general.html

**各都道府県のがん登録情報を利用したい場合**（一つの都道府県あるいは都道府県内の地域の情報の場合）
各都道府県がん登録の利用窓口へ

## アユミとススムのコメント①

> 有効性の確認されている検診を選択し，それを正しく実施するという点を実施体制の基盤とすることはよくわかったよ。でも，住民全体の公平な検診へのアクセスも重要な課題といえるんじゃないかな。
>
> アユミ

> 確かに，昨年度までの地域別の検診受診状況やがん登録でみた進行度別の各種がん罹患率の分布をみると，受診率が高い地域では，早期がんの患者さんが多くて，進行がん罹患率が低い，死亡率も低いね。こういう地域差があっていいのかな…。
>
> ススム

# ▶4 公平な検診実施（受診率向上に向けて）

## A ▶検診受診率

　わが国の検診実施体制は，対象者の加入している医療保険制度に依存している。たとえば，企業で働く40歳以上の対象者は加入保険の保険者により，特定健診が提供されているが，がん検診は任意で実施または助成という形で提供されている。そのため，有効性が示されていない種類の検診が提供されていたり，大腸がん検診だけ，など部分的に提供されていたり，まったく提供されていなかったりと，保険者によってまちまちとなっている。自治体が実施する健康増進法によるがん検診はすべての住民が対象となるが，勤務先で部分的ながん検診が提供されていたりすると自身が自治体の検診の受診対象かどうかが分かりにくくなる。がん検診の受診は職域で受診する人が多いが，その分母は明らかでなく，分子である受診者数も報告されていない。そのため，分母となる対象集団を特定することが難しく，正確な検診受診率の把握が困難であり，サンプリング調査である国民生活基礎調査の3年に1回の大規模調査時の健康票により把握されている。自治体においてはがん検診事業での受診者を分子とし，住民の人口全体を分母とした検診受診率を地域保健・健康増進事業報告に報告している。職域で受診したものは含まれないため，国民全体の検診受診状況をみる際には国民生活基礎調査が参照されることが多い。この受診率を諸外国と比較してみると，**図14-4**のように，

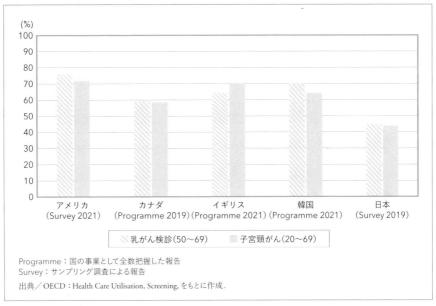

Programme：国の事業として全数把握した報告
Survey：サンプリング調査による報告

出典／OECD：Health Care Utilisation, Screening, をもとに作成.

**図14-4　各国の検診受診率**

日本のがん検診受診率がかなり低いことがわかる。検診提供体制の複雑さとともに，情報周知の不十分さも要因といえる。

## B ≫ 公平なアクセスの推進

　検診受診率が高いイギリスでは，検診受診対象者の名簿を作成し，担当する地域の家庭医が責任をもって受診勧奨を行う（コール）。対象者の受診状況を把握し，未受診者へは再度受診勧奨を行う（リコール）。このコール・リコール制度ができて以来，受診率が著しく向上し，子宮頸がんを例にすると，浸潤がん罹患が大きく減少した[6]。

　わが国でも，低迷する検診受診率向上施策として，2009（平成21）年に5歳おきの対象者に検診受診無料クーポンを発行した。いくつかの自治体では未受診者への再勧奨を行い，受診率を向上させる試みがとられた[7]。また，受診率を向上させるために有効な「ナッジ・社会環境アプローチ（第11章-3-A「予防行動を促すしかけ」参照）」を活用したリーフレットの事例も厚生労働省のホームページで紹介されている[8]。検診受診の地域差（格差）解消のための手立ての一つとして，期待できる。

　また，検診を一度も受診できていない人の見つけ出しや，受診率が著しく低いエリアにおける介入策などを検討することも有効だろう。たとえば，非正規雇用の勤務体制の場合，職場から検診が提供されることはないため自治体における検診事業の対象者となるが，平日の日中では仕事を休めず，検診を受診できない可能性がある。休日や夜間の実施など受診しやすい体制の整備も重要である。

## "章のまとめ"

可能な限り多くの住民の方にがん検診を受診してほしいね。

ススム

ナッジを活用したリーフレットを次年度予算で作成できないか，相談してみようか。

アユミ

SNS*やホームページみたいな，住民がアクセスしやすい媒体での情報発信も検討したいね。

ススム

＊SNS：Social Network-ing Service TwitterやFacebook, Instagramなど

がん検診って本当にいろいろな種類の検査があるし，どんどん新しい技術も開発されている。だけど，住民を対象にした対策型検診では，きちんと死亡率減少効果が確認された科学的根拠のあるがん検診だけを行うようにしないといけないよね。

アユミ

自治体が研究協力をすることもあり得るね。導入予定の検診の科学的根拠の見きわめが大事だってことがわかったよ。

ススム

自治体の予算は限られているし，すでに効果が明らかになっている検診を確実に住民に届けることも重要だよね。日頃から，検診受診状況や精度管理指標，がん登録も活用して，正しく実施されているか，格差が生じていないかを確認していくことが大切だね。

アユミ

### 引用文献

1) 国立がん研究センターがん情報サービス：がん検診について．
2) 久道茂：がん検診判断学，東北大学出版会，2009.
3) 中村好一：楽しい疫学，第4版，医学書院，2020.
4) 国立がん研究センター，社会と健康研究センター：科学的根拠に基づくがん検診推進のページ．http://canscreen.ncc.go.jp/index.html（最終アクセス日：2021/7/12）
5) 前掲4).
6) Quinn, M. et al.：Effect of screening on incidence of and mortality from cancer of cervix in England；evaluation based on routinely collected statistics，BMJ，318(7188)：904-908，1999.
7) 伊藤ゆり，他：子宮頸がん検診の無料クーポン券配布および未受診者への受診再勧奨の効果：コール・リコール制度の試み，公衆衛生，76(10)：827-832，2012.
8) 厚生労働省：受診率向上施策ハンドブック（第2版）．https://www.mhlw.go.jp/stf/newpage_04373.html（最終アクセス日：2021/7/12）

### 参考文献

・中山富雄監修：国立がん研究センターの正しいがん検診，小学館，2019.

# ▶ 第 15 章

---

# 研究への発展

## 江木楽町　アユミとススムの保健統計

医友保健大学の須能先生（教授）にも相談しながら，これまで様々な分析を進めてきた。とても良い分析なので，ぜひ，今後は研究として学術論文にまとめて学会誌に投稿したらどうかと勧められた。どのようなことが必要になるか。

### アユミとススムの疑問①

アユミ

ねえ，今までがんばって分析した結果が結構たまってきたし，須能先生も言ってたように思い切って論文にまとめて投稿するのはどう？

えぇ〜あれ，お世辞じゃないの!? 論文の執筆なんてやったことないよ! そんなの，僕たちみたいな素人が手を出すべきじゃないと思う!

ススム

アユミ

何言ってるの。私たちは素人じゃないでしょう。この地域の保健疫学の専門家だよ。収集したエビデンスを共有するのも，大切な使命の一つだと思うよ。

うぅ…，ぐうの音も出ません。
でも論文の執筆って，まず何から始めればいいの…？

ススム

# ▶1　研究とは

　研究とは，わからないことを明らかにするための一連の作業（計画，解析，論文執筆など）をいう。したがって，すでにわかっていることについて，改めて研究をする必要はない。

　研究は大学や研究機関で行うもの，というイメージがあるかもしれない。しかし，保健活動の現場でも研究は重要である。たとえば，

- 高血圧の対策を実施しようとする場合，自分の地域にはどのくらいの高血圧者がいるのか
- 高血圧対策を行う場合に得られる利点は何か

- ほかの対策と比べて優先順位は高いか
- どのような対策がより効果が大きいのか

などを事前に明らかにしてから事業を計画すべきである。これらの疑問を明らかにするために，保健活動の現場でも研究が必要である。

# ▶2 研究の進め方

研究は，おおむね，以下の図15-1 のように進めることが一般的である。①まず何を明らかにするのか，**リサーチクエスチョン**を設定する。②次に，リサーチクエスチョンに基づき，研究デザイン（縦断研究，介入研究，横断研究，など），参加者（一般市民，特定の年齢層，特定の疾患をもつ人，など），介入方法，調査内容（曝露要因，アウトカム要因，など），倫理的な配慮などを記載した研究計画書を作成する。倫理審査委員会で問題ないことを確認したうえで，③研究計画に基づいて研究を実施し，④集まったデータを解析し，⑤リサーチクエスチョンに対する結果を公表する。単独の研究は公表をもって完了するが，その研究に基づいて，新たなリサーチクエスチョン・新たな研究を生み，そのテーマが発展・成熟していく[1]。

## A ▶リサーチクエスチョンの設定

研究で明らかにしたいことをリサーチクエスチョンとよぶ。研究を行う場合，

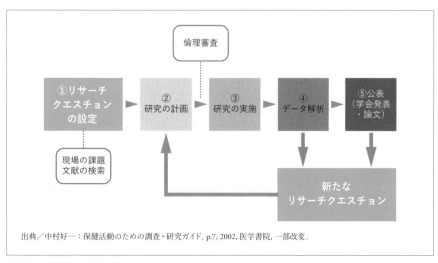

出典／中村好一：保健活動のための調査・研究ガイド. p.7, 2002, 医学書院, 一部改変.

**図15-1　研究のステップ**

| | 要件 | 説明 |
|---|---|---|
| **F** | 実施できる<br>(Feasible) | 研究が実際に行えるか？フィールドはあるか？予算・人員・環境（ヒト・モノ・カネ）を用意できるか？ |
| **I** | 内容が面白い<br>(Interesting) | 人々の興味・関心を惹く内容か？<br>自分がやってみたいと思うか, ワクワクするか |
| **N** | 新奇性がある<br>(Nobel) | すでに研究されているか？答えられていない疑問はないか？ ·········· 文献検索 |
| **E** | 倫理的<br>(Ethical) | 人権を尊重しているか？安全性は確保できるか？プライバシーを侵害していないか？ ·········· 倫理審査 |
| **R** | 切実さ<br>(Relevant) | 社会が今求めている内容か？今, 取り組むべき課題か？ |

**図15-2　良いリサーチクエスチョンの要件（FINER）**

このリサーチクエスチョンをどのように設定するかが最も重要である。たとえば、先の「自分の地域にはどのくらいの高血圧者がいるのか」は, 解くべき課題かもしれないが, 抽象度が高いことが問題である。たとえば, 若年者の高血圧と高齢者の高血圧とでは原因も対策も異なり, また, 高血圧も治療が不要である軽度なものから, すぐ治療が必要となる重症のものもある。いま, 江木楽町で軽症高血圧者への健康指導を企画するために調査している場合, 解くべき課題は,「江木楽町に住む40～59歳の男性で, 治療の必要のない軽症高血圧者の割合」となる。ここまで具体的に設定できると, 研究の方向性（研究デザイン, 対象者, 規模など）が明らかになってくるだろう。

　良いリサーチクエスチョンの要件としてハリー・スティーブン（Hulley S,B.）による**FINER**がある。FINERとは, Feasible（実施可能である）, Interesting（面白く）, Novel（新奇性があり）, Ethical（倫理的に許容され）, Relevant（今必要な, 切実な）の頭文字をとったものである（図15-2）。リサーチクエスチョンを考える場合, その問いをFINERに照らし合わせて修正することで, よりよいリサーチクエスチョンへと磨かれるだろう。

## B ▷ 文献検索の目的と方法

　研究は, わからないことを明らかにすることであると述べた。すなわち, 良い研究とは新奇性があり（Novel）, かつやってみたい, ワクワクする（Interesting）ものである必要がある。リサーチクエスチョンの設定ができたら, 研究計画書作成のため, まずは文献検索を行う。文献検索を通じて, 今行っている（または行おうとする）研究について, これまでに他人が何を行っていて, どのような結果を得て, またどのように考えたのかを知ることができる。

## 1. 医療文献ソースの特徴

　文献とは，他人が調査・研究した記録を指し，医学に関する文献は医学文献である。では，その医学文献は，どのようなソースから入手すればよいのだろうか？インターネットの検索エンジン（Googleなど）を利用するという場合もあれば，教科書を探す場合もあるだろう。これらの情報ソース別に文献の特徴をまとめると，図15-3のようになる。

### ❶ インターネット

　インターネット上の情報は，個人や団体のサイトを通じて，幅広い分野の最新の情報が，しかも短時間で入手できるため，非常に便利である。一方，その情報の質はまちまちであり，一部の情報は個人の主観に偏ったものだったり，医学的見地からみて誤ったものだったりする場合もある。そのため，インターネットから得られる情報は，その正確性をよく吟味して用いる必要がある。

### ❷ 図書

　一方，教科書をはじめとした図書（自費出版を除く）から得る情報は，テーマごとに系統的・体系的に整理され，また内容も編集の過程で吟味されているため，信頼される情報がみつかりやすい。一方，図書としてまとまるまで，ある程度の時間や情報量が必要になるため，速報性に欠けやすい。

### ❸ 科学論文

　図書がもつ情報の信頼性とインターネットがもつ情報の速報性を兼ね備えているのが科学論文である。科学論文は，1論文当たりの情報は少ないものの，その

| 情報ソース | 単位 | 長所 | 短所 |
|---|---|---|---|
| 図書<br>（教科書） | 1冊 | 成熟・総合的・系統的 | 出版されるまでに時間がかかる<br>テーマが限定的 |
| 科学雑誌<br>（ジャーナル） | 1論文 | テーマが多様<br>情報が速い<br>質が担保(査読) | 1論文あたりの情報量は少ない |
| インターネット | サイト<br>（ページ） | テーマが多様<br>情報が速い<br>情報量が多い | 情報の質が担保されないことが<br>多い（玉石混交） |

| 科学雑誌 | 内容 | 例 |
|---|---|---|
| 一次情報<br>（一次資料） | 研究者が独創性をもって行う研究を詳細に報告した文献 | ランダム化比較試験，<br>コホート研究,横断研究など |
| 二次情報<br>（二次資料） | 一次資料をもとに各テーマのエビデンスを体系的に整理・統合した文献 | システマティックレビュー，<br>診療ガイドラインなど |

図15-3　医学情報のソースとその特徴

情報は査読という過程を経て吟味されており，また最新のテーマもまず科学論文として発表される。そのため，研究で文献検索をする場合，これらの科学論文を検索することが一般的である。

## 2.2種類の科学論文：一次情報と二次情報

　科学論文は，**一次情報**と**二次情報**に分けられる。まず一次情報（一次資料）とは，主に原著論文のことを指す。原著論文とは，研究者自身が独自の視点（オリジナリティ）に基づき行った研究を詳細に報告しているものであり，一般に「論文」といえば，原著論文のことを指す。疫学での一次情報には，横断研究やコホート研究，ランダム化比較対照試験などがある。これに対し二次情報（二次資料）とは，一次情報をもとに作成される資料であり，代表的なものに**システマティックレビュー**や**診療ガイドライン**などがある。これらは非常にエビデンスレベルが高い。なぜなら，これらの二次情報は，専門家の主観的な意見にならないよう，各テーマに関する一次資料を網羅的・体系的に整理・統合され，そのうえで判断しているからである。

## 3.文献検索の方法

　科学論文の検索方法はどのようにすればよいのだろうか。まず探したいテーマの「国内」文献のみか，「海外」文献を含めるかを検討する。国内の医学論文であれば，医学中央雑誌（医中誌）[2]が有用である。医学中央雑誌は医学・看護系の大学図書館などで利用できる有料の医学文献データベースであり，日本語の原著論文および会議録を検索することができる。また，海外を含めた医学論文を検索する場合は，PubMed[3]が一般的である。PubMedはアメリカ国立図書館が無料で公開している医学文献データベースであり，だれでも無料で利用できる。

　また，Google Scholar[4]を利用することもできる。Google ScholarはGoogle 社が展開する文献検索サービスであり，膨大な数の論文を，日本語および英語の両言語から検索できる。科学論文以外の文献も検索されてしまうため注意も必要であるが，医学中央雑誌が利用できない場合は，こちらのサービスを利用するとよいだろう。

## C 医学研究の倫理審査

　医学研究を行ううえで，必ず事前に確認すべきこととして，倫理規定がある。この背景には，第二次世界大戦中のドイツ・ナチス軍における非人道的な医学実験研究がある。たとえば，マラリアの治療方法を開発するため，捕虜を故意にマラリアに感染，死亡させたマラリア実験などである。これらの反省をもとに，医学研究に参加する被験者の人権と安全を守るため，ヘルシンキ宣言が採択され，

**表15-1　人を対象とする生命科学・医学系研究に関する倫理指針（一部抜粋）**

| | |
|---|---|
| ・倫理審査委員会による審査と承認の取得 | ・利用目的の特定 |
| ・インフォームドコンセント（説明と同意）の徹底※ | ・安全管理体制の整備 |
| ・個人情報の保護 | ・研究機関の長の許可 |
| | など |

※既存資料を活用する研究の場合は，対象者個別の同意は必ずしも要しない

「研究への自発的参加」「インフォームドコンセント（説明と同意）の徹底」など
が定められた。

　日本では，このヘルシンキ宣言に基づき，厚生労働省・文部科学省・経済産業
省が「**人を対象とする生命科学・医学系研究に関する倫理指針**」を定めている（表
15-1）。疫学研究を実施する場合，この倫理指針を順守することが求められる。

　ほとんどの医学研究は，研究計画を立てた段階で，倫理審査委員会により研究
の倫理を審査される。倫理審査委員会は，様々な立場（医学等の専門家，倫理学・
法律学などの専門家，一般の立場の人など）からなる委員によって，公正かつ中
立的な審査を行う組織である。この委員会で承認を得ることで，初めて研究は計
画から実施に移ることができる。

　健診などの既存の情報を研究に使う場合，一人ひとりに同意書を書いてもらう
ことは難しい。そのような場合は，研究の内容をホームページなどで公開して，
拒否の機会を設けることで研究を行うことなどが決められている。保健事業の一
環とみなすことができるものは，倫理審査が必要な研究に該当しないと判断する
ことができる。

　一方で，事業の範囲を超える場合は，研究に該当する可能性があり，倫理審査
を検討する必要がある。その場合は，大学の先生などに共同研究者になってもら
い，大学で倫理審査を受けるのもよい。

## D ▶ 研究成果の公表

　14章までのように，調査・研究と分析を行ったら，その結果を公表する準備
を行う。

### 1. 学会発表の意義

　研究の成果を学会で発表することは，様々な利点がある。

**◆研究成果を多くの人に周知できる**　研究成果は広く知られてこそ意義がある。
言い換えれば，せっかく良い研究成果を得ても，だれにも知られなければその研
究の意義は非常に低い。

**◆研究の内容が深まる**　発表の場には，同じテーマに興味がある参加者が集まり，
意見交換を通じてそのテーマに対する新たな視点を得たり，考察が深まったりす
る。

**◆最新の知見を知ることができる**　他の演者が学会で発表する内容（演題という）

を聞くことで，今の旬なテーマや今後の動向を把握することができる。

◆**研究内容が整理される**　限られた発表時間内で研究内容を整理して伝える必要があるため，事前に研究内容の要旨を整理することが求められる。このことを通じて，この研究では何を一番伝えたいのか，どこに最も意義があるのか，など研究内容が精錬され，整理されるようになる。

◆**研究仲間が増える**　同様の興味・関心をもつ者どうしが集まる学会では，研究仲間と出会うことができることも多い。

　これらのことから，研究成果を学会で発表することは重要である。

---

## アユミとススムの疑問②

ススム

論文投稿のほかに，学会発表っていう方法もあるのか。

なんとなく敬遠してたけど…，違う地域で同じテーマを研究している人に会えたりするんだ。みんなの前で発表なんてちょっと緊張するけど，それぞれの特徴がみられて面白いかも。

アユミ

ススム
ちょっと緊張，なんてもんじゃないよ！でもこれがスキルアップってやつなんだね。これまで一生懸命に取り組んだ解析だし…。せっかくだからチャレンジしてみるよ！

すごい，ススム！なんだか精神的にも成長してるね。顔も大人っぽく見えてきた。

アユミ

ススム
…え，そう？えへへ。
なんだかやれそうな感じがするんだよね。さ，引き続き，論文の書き方についても勉強しよう！

……。
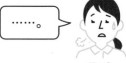
アユミ

---

## 2. 原著論文の執筆

＊**EBM**
evidence-based medicine
＊**EBPH**
evidence-baced public health

　研究成果を，論文としてまとめることができれば，研究を「エビデンス」にすることができる。医療や保健の現場では，現在，**EBM**＊（根拠に基づく医療）やEBPH（根拠に基づく公衆衛生）＊の考え方が浸透している。原著論文にまとめることにより，研究成果が「世に認められる成果」となり，現場のプラクティスや

表15-2　原著論文の構成と内容

| 構成 | | 内容 |
|---|---|---|
| 1 | **タイトル**　Title | 研究内容を端的に示すタイトルを考える。また、タイトルには「研究デザイン」（横断研究等）を含むほか、検索されやすいようキーワードを含めることが望ましい。 |
| 2 | **抄録**　Abstract | 以下、3～6の要旨をまとめたもの |
| 3 | **背景**　Introduction | 取り上げた研究テーマに関して、①このテーマを研究することがなぜ必要か、②文献などから、このテーマに関して、これまで何がわかっていて、何がわかっていないのか、について |
| 4 | **目的**（背景に含まれる場合もある）　Objective | この研究で明らかにしたいリサーチクエスチョン |
| 5 | **方法**　Method | 用いた研究デザイン、参加者（包含基準と除外基準）、調査した項目（曝露・アウトカム・調整要因）、統計解析方法について |
| 6 | **結果**　Result | 研究で示される具体的なデータを示す。参加者人数、測定した変数の要約（平均値等）、統計解析の結果等について、表やグラフを用いて記載する。また、この項目には、著者の主観的な解釈は含めない。 |
| 7 | **考察**　Discussion | 先行研究と比較して新たにわかったこと、なぜそのような結果がみられるのか（メカニズム）、この知見でどんな良いことが期待できるのか（インプリケーション）、研究の強みと限界点 |
| 8 | **結論**（考察に含まれる場合もある）　Conclusion | 本研究で明らかになったこと（4：目的に対応して書かれる） |

政策を変えていく種になる。研究を行う者にとって、最終的には論文を書くことが最終的なゴールといえよう。

　原著論文は、その形式や書き方に様々な作法や決まりごとがある。その作法を知ることで、論文をより正しく読むことができ、また端的に伝わりやすい論文を執筆することができる。言い換えると、せっかく良い研究を行っていても、この作法に沿っていないために、掲載拒否（リジェクト）されることもある。しかし、リジェクトされた場合でも、査読者からのコメントに沿って修正することで再投稿することができる。そのため、リジェクトは論文執筆の一過程といえる。

　論文は、タイトル、抄録に続き、背景と目的、方法、結果、考察、結論で構成される。各要素に記載される内容は表15-2のとおりである。また、観察研究であればSTROBE声明[5]、介入研究であればCONSORT声明\*に沿って執筆することで、より質の高い論文を執筆できるだろう。

\* **CONSORT声明**
ランダム化並行群間比較試験報告のためのガイドライン。

## "章のまとめ"

ススム

えー…リジェクトなんてされたら，落ち込んじゃうな…。

でも，査読者からはコメントがもらえるし，そのアドバイスを基に，よりよい論文を作れば大丈夫だよ。

アユミ

ススム

そっか…，そうだね。学会発表も論文投稿も正直大変そうだけど…研究を通じて仲間が増える。それは専門職として成長できるきっかけになるかも！

そうだね。地域の健康課題も変化し続けるわけだし。保健師として成長し続けることが大切だね。

アユミ

### 引用文献

1 ) 中村好一：保健活動のための調査・研究ガイド，医学書院，2002.
2 ) 医中誌Ｗｅｂ. https://login.jamas.or.jp/（最終アクセス日：2021/7/12）
3 ) PubMed. https://pubmed.ncbi.nlm.nih.gov/（最終アクセス日：2021/7/12）
4 ) Google Scholar. https://scholar.google.co.jp/（最終アクセス日：2021/7/12）
5 ) Vauden broucke Jp, et al：観察的疫学研究報告の質改善（STROBE）のための声明，2009. https://www.strobe-statement.org/fileadmin/Strobe/uploads/translations/STROBE-Exp-JAPANESE.pdf（最終アクセス日：2021/7/12）

# おわりに

　保健師活動というと，対人業務や地域づくりというイメージが強いかもしれません。しかし，保健統計を正しく読み解き活用すること，疫学的手法を駆使して地域課題を見つけ出し，実施した事業を評価することは，対人業務や地域づくりの基盤になります。また，その作業には，公衆衛生の現場，地域住民や患者との密なコミュニケーションが欠かせません。難しいからと敬遠されがちな疫学／保健統計ですが，この教科書を読んで，「保健師こそ習得すべき領域である」ということを理解いただければ嬉しい限りです。

　アユミとススムは，第1章から第15章まで進むなかで，疫学と保健統計の基礎を学ぶところから始まり，最後は学会発表や論文執筆を目指すところまで成長しています。単なる知識の羅列ではなく，保健師として地域をアセスメントし，それを住民や社会に発信していくまでをイメージしました。この教科書で勉強した皆さんも，同じように保健師として必要な力がついているはずです。私が学生だった時，疫学や保健統計の知識を実践活動でどう活かすのかが示された教科書があれば，疫学のテストはもっとよい点数がとれたのではないかと思ったりします。

　また，多くの章が保健師活動の場面ごとに構成されているので，保健師として活動する中で，疫学や保健統計のことを調べたいと思うことがあったら，今ご自身が直面する状況に合った章を見てみれば，きっと欲しい情報があるはずです。疫学／保健統計学を系統立てて学ぶという用途の他でも有用ですので，是非とも長く使ってほしいと思います。

　この教科書が，皆様の保健師活動をより深く，より豊かにすることを，そして，よりよい世の中に寄与することを願っています。

2021（令和3）年12月
編者を代表して　村山洋史

# 索引

保健学講座 第4巻

# 疫学／保健統計

| 2022年 1 月11日　　第1版第1刷発行 | 定価(本体3,000円＋税) |
| --- | --- |
| 2024年 2 月20日　　第1版第3刷発行 | |

編　集　　　尾島　俊之，村山　洋史©　　　　　　　　　　　　　　〈検印省略〉

発行者　　　亀井　淳

発行所　　　株式会社 メヂカルフレンド社

https://www.medical-friend.jp
〒102-0073　東京都千代田区九段北3丁目2番4号　麹町郵便局私書箱48号
電話(03) 3264-6611
振替 00100-0-114708

Printed in Japan　落丁・乱丁本はお取り替えいたします
印刷／(株)太平印刷社　製本／(有)井上製本所
ISBN978-4-8392-2191-1　C3347　003204-066

# 保健学講座